中国社会科学院
所地共建国家智库平台

中国『药食同源』研究

2019.1　总第一辑

胡文臻　孙多龙　主编
巢志茂　特邀主编

ZHONGGUO
YAOSHITONGYUAN
YANJIU

中国社会科学出版社

图书在版编目（CIP）数据

中国“药食同源”研究．2019年．第一辑：总第一辑/胡文臻，孙多龙主编．—北京：中国社会科学出版社，2019.10

ISBN 978-7-5203-5274-1

Ⅰ．①中… Ⅱ．①胡…②孙… Ⅲ．①食物疗法—研究 Ⅳ．①R247.1

中国版本图书馆CIP数据核字（2019）第216060号

出 版 人　赵剑英
责任编辑　范晨星
责任校对　李　莉
责任印制　王　超

出　　版　中国社会科学出版社
社　　址　北京鼓楼西大街甲158号
邮　　编　100720
网　　址　http://www.csspw.cn
发 行 部　010-84083685
门 市 部　010-84029450
经　　销　新华书店及其他书店

印　　刷　北京君升印刷有限公司
装　　订　廊坊市广阳区广增装订厂
版　　次　2019年10月第1版
印　　次　2019年10月第1次印刷

开　　本　710×1000　1/16
印　　张　16.5
字　　数　254千字
定　　价　88.00元

主　　编： 胡文臻　孙多龙

特邀主编： 巢志茂

编委会成员：

王立胜　孙海泉　胡建华　崔唯航　胡文臻
李天明　巢志茂　周立东　郭　飚　孙多龙
刘金会　滕小平　舒　靖　李彦频　李　莹
陈　刚

编委会主任：

胡文臻

副主任：

巢志茂　孙多龙

合作研究单位：

中国社会科学院哲学研究所　中国社会科学院社会发展研究中心　中国中医科学院中药研究所中药标准样品与定值研究室（特邀）　上海健康医学院（特邀）

亳州华仲金叶医药科技有限公司

联合研究：

申请合作临床观察医疗科研单位：安徽省蒙城县第二人民医院（科室）等19家医院（科室）、医疗单位、诊所。

中国“药食同源”研究
主编、特邀主编简介

主编：胡文臻，男，1963 年 11 月生，管理学博士，副研究员，硕士生导师。研究方向：马克思主义中国化、生态哲学（生态经济林哲学研究）、文化哲学研究，哲学与社会治理研究，哲学与生态城市研究，哲学与“药食同源”研究，哲学与跨学科研究（创新合作研究 10 万亩生态经济林、中药材应用对策研究基地），国情调研。

1998 年 9 月至 2001 年 7 月在甘肃中医学院中医专业学习，毕业，编号：10735520010600166。

现为中国社会科学院社会发展研究中心常务副主任，特约研究员。中国社会科学院中国文化研究中心副主任，副研究员。中国社会科学院哲学研究所副研究员，中国社会科学院研究生院硕士生导师。国家第二个树种经济杜仲产业化调研推动参与者、规划者、实践者。生态城市绿皮书连续 8 年支持者、推动者、主编。中国社会科学院院（所）地智库合作平台中国《庄学研究》集刊主编。

主编：孙多龙，男，1976 年生，工程师，退伍军人。合作研究方向，中草药种植研究，哲学与“药食同源”研究。中国“药食同源”研究集刊发起人之一，现任亳州华仲金叶医药科技有限公司董事长。连续 5 年调研“药食同源”产业化项目，参与国家卫生部公布药食同源目录指南明确的 89 个项目的产业化科研工作。与国内 100 多家医院、医疗单位、诊所建立杜仲叶面等 60 多种“药食同源”产品“临床观察”食疗科研合作机制。具有丰富的“药食同源”系列食疗产品开发技术试验成果。

特邀主编：巢志茂，男，1963 年 3 月生，中国中医科学院中药研究所研究员，博士生导师，国家中药材产业技术体系贮藏与包装岗位科学家。中国“药食同源”研究集刊特邀主编。主要研究方向：国家标准样品的研制；中药材贮藏与包装的新技术研发；中药化学分析技术的应用研究。现任中国中医科学院中药研究所中药标准样品与定值研究室主任。兼任“973 计划”等项目经费预算评估组组长、全国标准样品技术委员会天然产物标准样品专业工作组副组长、中国实验方剂学杂志编委会常务委员、国家保健食品评审专家、财政部政府采购项目评审专家、国家自然基金评审专家、国家科技奖励评审专家、博士后基金评审专家。全国留学回国人员先进个人，留学回国成就奖获得者。

从事中药化学及相关研究 35 年，先后主持和参加国家“七五”以来各期科技攻关/支撑计划、人社部留学归国人员择优资助项目、国家中医药管理局和质检总局的公益性行业专项、国家自然基金等三十余项。获国家科技进步一、二等奖，国家中医药管理局中医药科技进步一、二等奖，北京市科技进步二、三等奖，中国分析测试协会科学技术三等奖，中华中医药学会科技进步三等奖，院级科技进步二等奖等 12 项，发表论文 200 余篇，著作 13 部，获得国家发明专利授权 10 项，培养博硕士 17 名。

目　录

总　报　告

中国“药食同源”物质产业化开发与研究报告

——以安徽省企业种植杜仲、黄芪、人参中草药开发药食两用产品为例

胡文臻　巢志茂　孙多龙

人类生存的课题是永久的课题。如何健康生存更是人们需要终身认真思考的重要议题。习近平总书记提出实现人类命运共同体的目标基础是人类生存健康的问题。

实施大健康工程不仅仅指病有所医，更重要的是从根本上预防疾病。食疗是中国自古以来行之有效的预防疾病的方法，但在当今社会和生态环境下，没有得到应有的重视。“药食同源”产业化是有效推进食疗的解决方案，将是未来百年不衰的真正的朝阳产业，应成为我国的重要民生工程，但目前尚处于宣传起步阶段。

我国历来重视传承发展中医药事业，尤其近年来国家卫生部门陆续公布了按照传统既是食品又是中药材物质，即“药食同源”物质。2013年，《国务院关于促进健康服务业发展的若干意见》（国发〔2013〕40号）明确提出了“加强药食同用中药材的种植及产品研发与应用，开发适合当地环境和生活习惯的保健养生产品”。党的十九大报告提出实施健康中国战略行动，“坚持预防为主，深入开展爱国卫生运动，倡导健康文明生活方式，预防控制重大疾病。实施食品安全战略，让人民吃得放心。坚持中西医并重，传承发展中医药事业”。

加快实现“药食同源”原料种植产业化、加工食疗食品产业化，进行医院临床观察食疗数据分析产业化，是食品安全建设工程的重

点，是哲学社会科学研究者以唯物辩证法来研究分析“药食同源”系列产品满足人体生存的需要性和培育食疗产品产业的战略意义，也是医院等与食品相关的单位开展合作研究食品安全的重大课题实践。

以哲学的角度来看“药食同源”产业化发展过程中的不同时期的主要矛盾，合理判断和把握“药食同源”资源种植与开发阶段的主要矛盾是解决我国食品安全工程建设发展中面临主要问题的基础工作。

党的十九大报告对我国社会的主要矛盾作出了新的重大论断，认为我国社会主要矛盾已经转化为人民日益增长的美好生活需要和不平衡不充分的发展之间的矛盾。社会主要矛盾的变化是重大的哲学命题，要从“药食同源”产业化发展与马克思主义哲学角度分析，来看社会主要矛盾的变化对于满足大众生活需要的基本资源的影响。

新中国成立以来我国社会主要矛盾的几次转变，都与食品安全密切相关。唯物辩证法的观点是，矛盾中处于支配地位、对事物发展起决定作用的矛盾是主要矛盾。一个国家的社会主要矛盾即是对国家发展起决定作用的矛盾，规定或影响着国家其他矛盾的存在和发展，其他矛盾的解决依赖着主要矛盾的解决。“药食同源”产业化重视程度表现在不同时期，主要矛盾也不尽相同。关于主要矛盾的论述，专家学者的解读很多，实事求是的表述是：新中国成立以来，我国的社会主要矛盾是无产阶级和资产阶级之间的矛盾，在经过“三大改造”之后，我国社会的主要矛盾发生了改变。党的八大对我国社会主要矛盾作出了正确论断，即“我们国内的主要矛盾已经是人民对于建立先进的工业国的要求同落后的农业国的现实之间的矛盾，已经是人民对于经济文化的迅速发展的需求同当前经济文化不能满足人民需要的状况之间的矛盾”。党的十一届三中全会继承了这一思想，将我国社会主要矛盾表述规范为“人民日益增长的物质文化需要同落后的社会生产之间的矛盾”。党的十九大对我国社会主要矛盾作出新的重大论断，即“人民日益增长的美好生活需要和不平衡不充分的发展之间的矛盾”。

我国社会主要矛盾的转变完全符合不同发展阶段社会发展特征的变化。以“药食同源”产业化发展过程与历史习惯来看，新中国成立初（1949—1953 年），我国经济政策特征是推行新民主主义社会经济纲领，在农村，推动土地改革政策，把土地分给无地或少地的农民；在城市，实施保护民族工商业政策，这使得新中国成立初我国个体经济成分占比达到 70% 以上、私人资本主义经济占比达到 7% 以上，私有制占比较大。这种情况完全与社会主义国家发展目标性质要求不同，为解决好这一矛盾，中国进行了“三大改造”，由多种所有制向单一公有制转变，最终实现了公有制的绝对主体地位，实则是实现了由新民主主义国家向社会主义国家的转变，这一特征，明确了我国社会的主要矛盾也随之发生了转变。“三大改造”后我国社会的主要矛盾就转化为人民日益增长的物质文化需要同落后的社会生产之间的矛盾。在推动社会发展过程中，生产关系仍然不适应生产力的发展，为解决好这一矛盾关系，党的十一届三中全会做出了改革开放的重大决定，变革生产关系，分配制度由原来的公有制转变为以公有制为主体，多种所有制共同发展，使生产关系完全适应生产力的发展。这一系列的矛盾转变都是人们追求美好生活、健康生活的过程，是对“药食同源”产业化项目工作的重视逐步提高的过程。

进入新时代后，我国社会主要矛盾随着时代发展发生了变化。一方面，国家整体的生产力水平大幅提升，甚至一些领域达到世界领先水平，但生产力在某些领域、某些地区仍处于落后状态，某些领域发展明显不足、落后，这是典型的不平衡不充分的发展。另一方面，人民生活水平不断提升，物质生活需求已经基本实现了满足，生活需求不再限于物质文化需求，党的十九大报告提出，中国特色社会主义进入新时代，我国社会主要矛盾已经转化为人民日益增长的美好生活需要和不平衡不充分的发展之间的矛盾。从唯物史观角度分析“药食同源”资源产业化发展问题，食疗产业发展反映生产力与生产关系的基础矛盾问题，也是社会发展的根本矛盾。

中国食品安全领域的食品原料与产业化加工的现状展现了社会发展中不平衡的资源环境和不能充分满足所有人们对营养健康产品的需要的矛盾关系。

一 “药食同源”产业化是可持续发展的重要民生工程

中国“药食同源”产业化是在中国医药保健行业基础上的人们习惯性饮食活动中的质量提升和科学化健康生活理念环境中新的健康生活方式需求。

中国“药食同源”的食疗方法在改革开放以来不断完善发展。中医药产业的发展、中医药企业投资主体的多元化及中医药科技的迅猛发展，为中国医药行业的快速发展奠定了良好的基础。据初步统计，中国医药加工、生产企业总数已达上万家，医药行业整体增长速度迅猛，远高于国内其他行业的增长速度。中国“药食同源”的食疗效果也越来越多地得到国际社会青睐，需求量上升。但在市场上一些作坊式产品无序发展的空间也在逐步扩大，造成中医药行业、食品行业内部资本和资源结构不合理、产品营养结构不科学、产品食疗技术含量低、产品低水平重复生产、无序恶性竞争等问题，导致中国“药食同源”产业化发展处于喊口号、低水平阶段。

关于中国“药食同源”产业化如何发展，国家医疗卫生管理部门、各地方食品管理部门、政策研究科研单位、大专院校、食品加工企业等都在进行研究和探索。2002 年《卫生部关于进一步规范保健食品原料管理的通知》（卫法监发〔2002〕51 号）公布了 87 种既是食品又是药品的物品名单。2014 年国家卫生计生委面向社会征求意见，对药食两用物质名单进行修订，拟增加人参等 14 种，2018 年国家卫生健康委员会发文征求意见，将党参等 9 种物质作为药食两用物质管理（两次均未正式发布）。与此同时，一大批企业积极研究开发系列产品，中国中医药行业协会等机构也随即行动成立了相关非营利性的研究团体协会，开始参与“药食同源”项目的研发活动。

中国“药食同源”产业化项目是一项中国特色的“食疗”“药疗”产品生产加工过程。企业开发“药食同源”产品是为了确保广大人民群众的食疗产品安全，保障中国医药食品企业的健康发展，适应中国新时代大健康产业发展的新形势。党中央、国务院在食品安全问题上三令五申，决不允许出现假冒伪劣食品，对于生产加工假冒伪劣食品的企业从重处理。同时，中国药品食品监督行业委办局要求全国各类型生产加工中药食品企业、食品加工企业必须通过中国药食企业标准认证，必须严格遵守中国政府明确的法律规定。

“药食同源”产业是可持续发展的民生工程，随着国家经济发展，中国医药企业发展空间和模式将会发生变化。“药食同源”产业化的系列产品贸易形成的资产总值大幅度增加。对于中国“药食同源”企业来说，这是一个稳定发展和高回报时期，也是严格检查和严管食品质量的发展进步阶段。

二　政府、企业、医疗单位是建设“药食同源”工程的主要力量

第一，“药食同源”产业化实现了大健康产业的食疗价值，是人们拥有健康家庭环境的基础，是实现全面建成小康社会的必要条件和奋斗目标之一。

首先，健康服务产业需要有充足的健康产品，健康产品的提供应当具有必须的实验数据和食用人群。

“药食同源”产品必须满足食疗基本条件，方能实现食疗产品的效果。因此，政府、企业、医疗单位是建设“药食同源”工程的主要力量，食疗产品进行有价值的市场化的医院化临床观察是新时代社会生活进步的需要。

中国亚健康人群数量比中老年人群数量还多，他们需要“药食同源”健康产品。“药食同源”产业化是未来30年最大的产业发展趋势和人们满足健康利益的方式。从事“药食同源”产业的企业或者个人能够获得的最大价值就是满足人们健康食品的基本生活需要，满足全家人的健康食疗产品需要。因为，他们了解真正的“药食同源”产品。

“药食同源”产业化产品就是政府工程、医疗单位主要健康产业之一，让每一个人、每一个家庭通过食疗方式提前做到对于一些疾病早预防、早食疗、早治疗。为每个家庭、每个人的健康生活提供认

识、实践“药食同源”的工程环境。

据资料统计，2017 年全国共有保健食品生产许可证 2317 件，2017 年市场规模超过 4000 亿元，再加上膳食营养补充剂类食品（QS/SC）、特殊医学用途食品等特殊食品，2017 年我国营养保健品市场总额超过 7000 亿元。中国保健品市场是否真正涵盖了“药食同源”产业化产品，答案应该是肯定的。因为食疗产业应当属于保健行业和产品的范围。如果从保健品行业中细分，“药食同源”产品应当属于食疗范围，是标准化的食疗产品。

其次，中国市场是全球经济增长最快的市场之一，“药食同源”健康食疗产品的总销量将持续增长。

《中国食品和营养发展规划纲要（2014—2020 年）》指出，国家将积极提高人民的营养摄入量，把发展保健食品和营养强化食品作为工作重点之一，这将有助于促进中国健康食品市场的发展。截至 2018 年 6 月，我国共有 17464 个保健食品获得注册，其中国产 16690 个，进口 774 个。市场上“药食同源”的主要产业化产品功能类别有：一种是大众在长期实践中以党参、枸杞、黄芪等药材作为主要原料自行调试的党参面、山茱萸面、杜仲面、黄芪面等面食和林芝酱、肉苁蓉酱等酱制品，没有形成批量化供应市场，但家家户户、世世代代习惯性食用，证明其安全性和食用价值。另一种是在总结前人食疗经验基础上，通过现代科学技术分析、临床实验、进行批量化加工的“药食同源”食疗产品，满足现代人的基本食疗需求。这些“药食同源”产品具有为人体增强免疫力、增加营养素补充剂、缓解体力疲劳、调节血脂和辅助降血糖、食疗通便、食疗润肠、食疗稳定情绪、食疗一些慢性疾病等食疗功能，成为日常生活中人们饮食需求的基本习惯性食疗产品。

最后，中国“药食同源”研究集刊承担的主要研究任务是确保“药食同源”产品的安全性、食疗性、健康性、可持续性。从哲学研究的视角分析食疗产品的广泛接受程度和民间经验形成的健康习惯，通过科学分析、研究、临床观察进行试验，为大众提供健康的“药食同源”产品。

由中国社会科学院社会发展研究中心与亳州华仲金叶医药科技有

限公司等合作出版的中国“药食同源”研究集刊是国内“药食同源”产业化领域最具专业性的研究集刊，根据人们需求推荐食疗产品、与实力企业合作研究安全食品项目、专业研究人员专利成果实施、研究推荐符合人们饮食习惯的食疗产品、研究医院需要为人们提供的食疗产品、研究推广科研单位研发的安全食品等高质量食疗产品为其基本研究内容，研究通过食疗产品满足中国乃至世界大众需求的大健康“药食同源”产业化工程。

第二，中国“药食同源”研究集刊是全国唯一一家由企业调研申请与中国社会科学院社会发展研究中心长期合作研究的科研项目，也是邀请中国中医药科研院所的专家学者参与、邀请全国各个医疗单位专家学者、“药食同源”爱好者积极参与探索合作研究的大健康工程，科研单位、企业也是合作研究“药食同源”产业化食疗产品的生产实验单位和长期课题研究基地。

首先，我们合作研究推出“药食同源”这个古老而又年轻的产业化产品，经过了三年多时间的项目论证和反复多次调研。在向中国社会科学院哲学研究所申报中国“药食同源”研究集刊横向课题合作研究时，企业科研人员心情激动而紧张，激动是因为“药食同源”产业化产品需要国家智库政策研究部门研究支持，是因为企业生产批量临床观察产品、使用“药食同源”产品的人们获得了营养和食疗效果。紧张是因为希望企业食疗产品能研究观察1000万例以上食疗患者的问卷、食疗结果，深感跟踪研究责任重大。这是一个首创性时间长、参与问卷人数多、参与食疗观察人数多、涵盖男女老中青少各个层面的长期营养研究项目。这个项目既是探索也是创新，要在探索中不断进行合理化的调整。

申请研究此项目获得了相关部委、政府、企业、科研院校、医院（医疗单位）专家学者领导的普遍赞同；实现了全国部分高校餐厅引进中国“药食同源”研究集刊推荐的安全食疗食品（推荐食品均为企业提供临床观察实验数据类型产品，产品代码，批次与合同，电子、传统记录，代理、仓储、出厂记录电子跟踪，条形码等多层防护措施）。

其次，中国“药食同源”研究集刊每年出版1—2辑，每辑推荐一家从事专业性加工“药食同源”食疗产品的企业。企业生产食疗产品全部按照推荐指导、指定自愿合作研究的医院进行食疗产品临床观察，才能够由中国“药食同源”研究集刊推荐。

产品全年各实验批次均有产品提供企业的总负责人、销售负责人与医院负责人严格按照合同书对食疗产品功能进行临床观察，提供食疗产品企业生存原则，以最低价格提供医院食疗临床观察合同，结算按照双方合同约定进行。每家医院临床观察实例每年20000人（例）以上。企业根据医院建议可以设计不同类型的食疗患者的临床观察问卷。

建议合作进行临床观察的医院（省市县乡村级医疗单位、诊所）必须与推荐企业签订临床观察合作研究合同书。每年度中国“药食同源”研究集刊推荐参与合作研究的食疗产品加工生产企业，每年每辑研究报告中明确企业名称，医疗单位必须见刊查实，才能够开展合作研究。

临床观察问卷报告与医药单位数据对应，由企业与医院单位共同进行电子记录与纸质记录。

建议合作研究“药食同源”食疗产品的医院（各个医疗单位）设立营养科室，专门进行“药食同源”食疗产品的临床观察和实践应用，系统建设临床观察数据库，这是医疗单位探索“药食同源”食疗处方化、医生参与研究推荐食疗方法，探索食疗手段治疗难自愈、慢性、营养性、功能性、情绪性、食物因素性、环境性症状的新路径，同时也是对医疗卫生健康事业新途径的探索。

再次，中国“药食同源”研究集刊调研显示，人们习惯性重视“药食同源”的省份有安徽、山东、湖南、甘肃，建议在这四个省开展医院“药食同源”食疗产品项目合作研究。

建议“药食同源”产品生产加工企业在本区域内与医院联合开发“药食同源”系列产品，合作研究、合作共赢。

建议在“药食同源”食疗产品开发方面获得政府、企业、高校、医院、军队、患者支持，社会满意度高的企业积极申请政府核发的直销牌照。

最后，中国“药食同源”研究集刊将在每年的1—2辑中对合作研究开发“药食同源”食疗产品的企业进行严格推荐，并向社会公布企业信息。企业生产所有食疗产品必须有严格系统管理、有医院临床观察数据、有市场销售统计、有直管电子信息确认的网购渠道等负责信息监管平台。任何人不得造假，并且每批次食疗产品参与打击“假冒伪劣”产品。

第三，亳州华仲金叶医药科技有限责任公司依法取得食品生产许可证，与河南诚实人实业集团合作生产“药食同源”系列食疗产品完全符合国家规定的企业生产标准。

为了落实党的十九大报告精神，企业把不断提高区域城乡居民生活水平，增强全民健康意识放在工作首位。企业有明确的产业定位和产品定位，公司生产党参、肉苁蓉、铁皮石斛、西洋参、黄芪、灵芝、天麻、山茱萸、杜仲叶等系列药食同源产品，通过与各地区医院（医疗单位）合作，稳定提升在“药食同源”产品研制技术领域的国内领先地位。

首先，企业发展，需要地方政府支持，不断建立和完善产品创新机制。食疗产品销售收入和利税指标以年均10%—20%的速度递增，实现连年跨越式发展。企业以市场为导向，以中国“药食同源”研究集刊合作研究课题为引导，吸引各大医药生产单位、食品生产单位和各大学院校、科研单位积极参与“药食同源”食疗产品研究开发。企业要在全国建立起完善的营销网络，严格制定“药食同源”食疗产品医院合作研究临床观察数据分析方案、企业产品销售方法和规范的合同书。同时要探索好市场化的代理销售方法、自营销售方法、网购销售方法、合作诊所研究模式等多种食疗产品的营销模式。

其次，要设计好品牌中国“华仲金叶”食疗诊所连锁店模式。在与中国“药食同源”研究集刊合作研究基础上，企业探索在安徽、山东、甘肃、湖南四省进行医院（医疗单位）合作研究，推进食疗产品销售，主要是严格的临床观察与食疗结合方法。同时可以在北京、上海、深圳、天津、重庆、河南等省市自治区设立合作研究诊所销售代理处（可以是市场化的，也可以是医院合作式的）。

再次，探索当地医药公司建立品牌销售网络，实现产品终端销售也是基本的生存销售渠道。以亳州医药基地为主要原材料基地，以亳州医药信息为主要食疗信息来源，以健康食品为主要研究目标。

最后，由亳州华仲金叶医药科技有限公司与国内相关企业整合资源，通过多次调研，在中国中药基地组建投资型的中国“药食同源”产品检测中心。

三 “药食同源”食疗产品是典型的知识产权产品

（一）“药食同源”产品是我国医药行业最具知识产权的最高级食品商品

食疗具备我国传统食品文化的特点，蕴含了人们习惯性的自然经验和健康身体在食疗中获得的力量。在人们回归大自然的时代潮流中，“药食同源”产品始终在食品行业中引导健康方向。

1. 食疗产品是以人们习惯性生活为主要的选择

国内外对“药食同源”保健食物的需求，源于人们对吃各种动物引发的疾病进行反省，源于人们认识到“自然”消费的健康益处并将之提升为生活习惯。

目前“药食同源”食疗产品模式也已由单纯的习惯性生活转变为以食疗为目标、从疾病治疗转变为疾病预防、结合食疗保健与康复的食疗知识产权型产品，并获得了人们的普遍接受。

据初步统计，在世界药品和“药食同源”产品市场中，天然植物药的市场交易额近3000亿美元，而且正在以每年20%的速度增长，巨大的市场带来了无限商机，中国“药食同源”产业化具有长久的市场环境。

2. “药食同源”产业化会随着区域人口的自然增长和国民经济的持续增长体现在一个区域内

食疗是医疗体制改革及药品分类管理的实施过程中必须关注的产业化项目，是保障中国医药行业高速增长的主要项目。据预测，2020年中国医药行业市值将达1200亿美元，超过美国成为全球第一大市场。

依托高速增长的国内外市场，“药食同源”产业化有了长久发展的知识产权空间，为中国的“药食同源”产业化提供了国际市场交易平台。

3. 根据国家食品药品监督管理总局的调研数据分析，全国每年的门诊就诊患者有1/3选择中医和中西医结合治疗，中医医药在我国的医疗市场地位举足轻重，具有不可替代的作用

全国70万个村卫生室与社区卫生服务站每年中医、中西医结合诊疗人次高达6.47亿，占医药治疗总需求量的51%，城乡卫生院每年中医、中西医结合诊疗人次达3.33亿，占医药治疗总需求量的26%。

我国有8.5亿的农村人口，人均消耗中草药水平较低，缺医少药仍困扰着这部分人群，在疾病来临时，由于价格低、疗效稳定是中医医药的特点和优势，人们普遍选择中医药治疗，是中医医药的主要消费者。食疗产业化将是未来农村消费的主要模式。企业提早布局企业与村级诊所合作研究是唯一正确的发展模式。

（二）“药食同源”产业化发展出现了新的趋势

第一，“药食同源”产业既是中国健康产业，也是民族文化传承产业，还是新时代快速兴起的产业。“药食同源”系列产品是中国医药经济中独具特色的重要健康产业，是中国医药行业的重要经济组成部分，也是国际医药知识产权关注的重要经济产业，特别是中国的植物药、天然药的有机组成部分是西方国家永远需要摄取的基本原料。

近年来，中国中成药工业的产值平均年增长20%，利润和利税平均年增长24%，呈现了强劲的发展势头，说明中国在“药食同源”产业化方面的科技创新力度正在加快提升。

第二，“药食同源”产业必须规范化发展。“药食同源”产品从中药材种植、加工到新药研究开发、生产及销售等环节，必须制定统一的“药食同源”标准，符合国家的所有药类食品标准规定。

第三，注重创新开发新产品。重视开发新的“药食同源”产品，或者说中医药单味品种的研究开发与销售，相关企业开发的许多中成药均已成为科技含量高、市场竞争力强的拳头产品。

第四，“药食同源”产业化的国内外知名品牌逐步形成。一批新的“药食同源”产品品牌正在销售与宣传中形成。

第五，“药食同源”知识产权保护意识增强。中药企业加工“药

食同源”产品，必须严格使用依法申请经验收取得的法律对企业产品的商标、申请专利等知识产权进行保护的权利。

第六，“药食同源”产业化、科学化企业管理。中国“药食同源”产业化的企业是一支新型产业力量。中药企业间及行业外投资者对“药食同源”产品加工企业的资本运作的认识逐渐深化并加快介入，积极推动了中药企业所有制结构的日趋合理和模式探索。

调研中，有关数据显示，在医药行业中，股份制企业占41%，民营企业占19%，国有企业占18%，合资企业占13%，集体企业占9%。可见，医药产业未来资产规模将进一步扩大，资产结构将会进一步向优化方向发展，这将有利于医药产业增强实力，向“药食同源”产业化、规模化方向发展。

（三）“药食同源”食疗产品的市场需求预测分析

1. 国内“药食同源”食疗产品消费现状

2015年以来的中国食品生产环境是中国近40年最受关注的。由于人们生活水平的不断提高及人们对生活质量的高标准要求，“药食同源”产业化完全不能够满足人们对保健食品的需求。人们迫切需要从天然植物中提取有效成分加工而成的中成药，这是中国传统文化中最能够满足人们基本生活需求的产品。食疗产品消费处于稳步上升阶段。

我国“药食同源”食疗经济结构的调整，预计近年将集中表现出来。中国中医药保健生产企业间的合作生产、合并，在未来几年内将逐步爆发，将与食品行业进行重新融合发展。这些基本因素对中国中药医药健康行业的发展将起到推动的作用。

2. 从国际市场分析来看“药食同源”产品优势

中国中药医药生产和食疗产品市场可能出现的状态有：进口的医药产品有可能因为西医药物因素市场减少；“药食同源”合作企业的食疗产品将占有主要市场，双方利润在合作模式中重新分配，成为主要食品提供方；“药食同源”与医院合作研究模式将会占据主要资源并产生利润；“药食同源”的诊所合作品牌也将在合作研究销售中形成；中国食疗产品品牌、中成药品牌的产品将会畅销，每年产生快速的增长。

中国“药食同源”食疗产品将有部分打入国际市场，形成中国中药医药经济新的增长点。“药食同源”产业化食疗产品在乡村级市场将会产生新的合作研究模式。国外市场对中国“药食同源”食疗产品将会有稳定的采购需求（以符合中国“药食同源”研究集刊评价标准为准，选择推荐企业产品），逐步形成增长采购趋势。

四 对“药食同源”食疗产品建立销售市场的分析

中国“药食同源”研究集刊长期开展合作研究，以企业食疗产品临床观察方案为基础开展合作研究。

经研究认为，企业以合作研究方式对1000万人以上食疗产品使用者医院临床观察数据进行有效数据统计，例如肠胃不适症状者，是积极有益的探索。建议各个省区市县乡村级医院营养科（诊所、医疗单位）参与合作研究，严格按照临床观察表（问卷）进行纸质和电子版记录观察。

本项目合作研究方案以亳州华仲金叶医药科技有限公司提供临床观察的食疗产品为主要观察产品收集数据资料（严格按照医疗产品合同约定进行）。

项目建议在山东、安徽、甘肃、湖南四省开展。以2018年国家卫计委推荐9种类“药食同源”产品目录（含之前推荐所有“药食同源”品种目录）与四省的省市县乡村级医院（营养科）、医疗单位（诊所）签订食疗产品临床观察合同书。

参照医院（医疗单位、诊所）购进医药保健品、花式茶制品、食疗产品程序，在规范合理成本价（微利润）基础上与相关省市县乡村级医院（医疗单位、诊所）签订食疗产品合作观察合同书。

合同书中明确基本的“药食同源”食疗产品生产单位，包括食品生产许可证、食疗产品规格、价格、食疗问卷、临床观察、数据分析电子版（纸质版要求）等综合信息，以及结算方式、长期食疗观察等合作研究条款。

（一）中国“药食同源”食疗产品销售分析

食疗产业化是地方政府关注的主要食品工程项目。亳州华仲金叶医药科技有限公司食疗产品销售主要以医院（医疗单位）合作研究临床观察销售或者统一代理销售为主，自营方法销售为辅。主要在北京、深圳、天津、上海、重庆、河南等20多个省市自治区设立销售代理处，依托中国“药食同源”研究集刊编辑部的宣传力量，引导当地医药公司建立起来的销售网络，实现食疗产品终端的销售。

1. 医院合作临床观察数据营销分析

“药食同源”食疗产品进入医院营养科是医院卫生改革的需要，也是新时代医疗卫生健康事业的需要。医院（医疗单位、诊所）在进行传统输液、住院治疗的同时已经发生了根本变化。“药食同源”产业化食疗项目的加工生产，将为企业生产规模化提供成倍的发展利润，生产销售食疗产品成为企业工作重中之重。企业与医院合作研究临床观察是长期稳定的“药食同源”工程项目，也是保障企业健康持续发展与收入，保障与企业开展合作的一项双赢民生工程。

根据企业所提供的“药食同源”食疗产品加工特点，收集、统计、管理临床观察案例数据并进行分析，利用微信收录信息并进行管理等，双方建立跟踪计划，以及数据营销分析机制。

2. 加强“药食同源”宣传销售人员培训

在医院开展“药食同源”食疗产品、中药治疗和医院推荐保健品产品的宣传销售，临床观察是主要方法之一，要求医生必须具备食疗产品的专业知识。食疗知识是中国古老生活知识，也是比较专业的新型系统化的知识。在生活中，有一部分人为症状不明显的身体不舒服者，这些人并不具备医药专业知识，去医院目的就是就诊看病，绝对服从医嘱用药。

中国“药食同源”精品配方食疗产品的营养效果具有任何保健食品所没有的保健功能。从事药品保健品营销人员要深刻理解食疗企业产品的健康机理，必须认真了解其潜在功效，食疗产品有着其他药品保健品不可比拟的食疗优势。

以“华仲金叶”食疗诊所连锁店、“中药名方”食疗诊所连锁店经营，在全国推动这两款受保护品牌的食疗产品，以国家健康产品食疗形式来正确指导食疗产业发展。以简单的、非专业的语言和得体的方式，提供效果方法等食疗信息给医生和广大消费者群体。

以“华仲金叶”“中药名方”食疗品牌诊所连锁经营，以食疗产品在人们饮食习惯中的接受程度来设计食疗产品的科普教材和宣传材料。通过合作医疗单位的医生了解被认可的食疗产品的特征和食用效果，以食疗产品为健康合理膳食，使人们形成长期健康需要的习惯。通过食疗应用推广、消费者群体的食疗效果带动，影响更多人们食用。结合药品保健品营销人员培训方法，对“药食同源”产品销售人员进行定期和不定期的各种食疗产品的知识培训，使营销人员了解多种食疗产品的“药食同源”特征和效果。

（二）建立稳定的市场销售途径

“药食同源”食疗产品能够进入药品流通主渠道（GSP），申请依法加强直销促销工作；建立销售“主营渠道”（GSP）和“自营渠道”（OTC）两条腿走路的“药食同源”食疗产品市场盈利策略。

药品流通渠道将按照GSP要求和OTC规则，逐步规范。其市场流程为：“药食同源”产品加工企业——药品保健品流通企业——医疗康复机构、药品保健品零售企业——消费者。

采用医院、妇保院（所）、集团消费、零售药店四路并进的销售方法，鉴于不同产品针对的适应症的特殊性和普遍性，逐步扩大使用人群，尽可能实现产品市场的良性增长，扩大市场占有率。

1. “药食同源”食疗产品分销

“药食同源”食疗产品严格执行企业标准销售，实行“药食同源”特色合作诊所形式的省域或区域性的商业代理，依据法规适当研究探索放宽“药食同源”销售政策，调动各分销渠道的积极性。

启动“药食同源”食疗产品的OTC市场，提高产品市场覆盖率和市场占有率。

2. “药食同源”食疗产品促销

“药食同源”食疗产品实行指标及终端客户管理，运用动态管理方法，根据目标人群及市场环境分析，结合公司产品的特性，以临床为主，带动零售（OTC）市场，实现市场互动，提高市场销量。

编制专业性强、适合医生用的“药食同源”食疗产品宣传手册。“药食同源”食疗产品专业人员必须参加专业学术会议、参加全国性、区域性的医院销售会议。

3. “药食同源”食疗产品销售网络

“药食同源”食疗产品公司与全国的各级代理商、分销商等签订战略联盟协议，利用产品利润在全国范围内滚动式地组建营销网络，获取医院、“药食同源”产品客户的广泛支持和信赖，形成稳定的、覆盖全国的销售体系。“药食同源”食疗产品的世界性正逐步提升，要加快建立“药食同源”产品营销的国际市场，谋求开拓产品出口创汇的渠道。冲出国门，走向世界。

五 “药食同源”食疗产品的原料种植发展现状

（一）企业（农户）积极开展合作种植基地建设

杜仲叶、黄芪等9种“药食同源”药材原料是国家卫生健康委员会2018年征求意见时新增的第三批“药食同源”目录中的原料。

杜仲叶面是由亳州华仲金叶医药科技有限公司开发生产的专利产品，是公司在经济转型发展中选择的食品健康工程项目。杜仲叶面是以杜仲树叶为主的食疗原料，国家对于杜仲叶每天的食用量有严格规定，每个成人每天摄入量不得超过7.5克，明确杜仲叶为药物成分。

杜仲叶不可以生叶采摘食用，杜仲叶需要加工处理，需要将杜仲叶翻炒制作后才能做茶泡水喝。实践中将杜仲叶洗干净进行烘烤加工做茶泡水喝，效果好于食用生叶。

杜仲叶性温、味甘、微辛。归肝、肾经。气和润降。补肝肾，强筋骨，安胎。主治阳痿、遗精、腰膝酸痛、尿频、小便余沥、阳亢眩晕、胎动不安、漏胎小产、风湿痹痛、阴下湿痒。杜仲叶适宜高血压患者、习惯性流产妇女、小儿麻痹后遗症患者、肾气不足者。

杜仲叶临床观察效果，根据中医医生在长期实践中的治疗观察，按照6—10克汤用、10—15克药用的观察量（一副中药或者一副营养汤料，均为炮制后杜仲叶），其显著治疗特征如下。

其治疗实践特征一是具有补益肝肾功效，杜仲树皮可入肝经和肾经，可用于治疗因肝肾不足所致的痛经、宫寒不孕、关节疼痛、骨结核、腰膝酸软、肠胃不适、便秘、精神不振等症状。

其治疗实践特征二是具有抗衰老功效，杜仲树皮具有降血压、降血脂的作用，从而可有效预防高血压、高血脂、动脉硬化等疾病。

其治疗实践特征三是减肥瘦身功效，实践中确有减肥作用，因为杜仲树皮具有降低体内脂肪含量的作用，而且还可促进蛋白质的合成，加速消耗能量，实现减肥的目的。

杜仲叶面的食疗特征：据临床观察可改善肠胃不适、润肠通便、改善其他相关人体的不利环境等，亳州华仲金叶医药科技有限公司严格按照国家标准生产杜仲叶面（系列食疗食品），将长期与医院合作进行大量、全国范围的、国外需要的临床观察，并对食疗改善症状、增加营养等数据进行分析。

注意：杜仲叶本身是具有一定毒性的，科学家在小老鼠的身上进行试验，发现杜仲叶煎水获得的药液在小老鼠的腹腔上进行注射，若是大剂量使用则有致死现象。在加工生产杜仲叶面过程中，按照专利技术剂量（符合国家规定，每天每人不超过 7 克）加工杜仲叶面，严格掌握用量，在医生指导下观察，食用最长不可以超过 21 天。

建议：无论食用何种杜仲产品，要仔细查看生产企业的专利信息和医院临床报告分析，只有经过医院临床报告分析食疗效果的杜仲叶面、杜仲叶系列食品（咨询医生，特别是医院营养改善科医生）才是安全食品；掌握每人每月食用 7 天，每次 2—3 两，每天不超过 2 次（其他成分含量不得超过国家严格的用药剂量生产标准），实现食品食疗效果。

选购：安徽省亳州华仲金叶医药科技有限公司生产的杜仲叶面，除严格遵守专利技术要求外，还严格执行医院临床观察数据分析建议。大众需要食疗或者平时居家生活时间久了，可购买杜仲叶面，每个月食用 7 次，每次不超过 2—3 两，每天不超过 2 次。大众在各大城市指定、合作研究观察医院（医疗机构、诊所、药店、指定专业超市）可以买到，或者直接向厂家实名邮购，邮购人必须提供本人真实身份信息和医院营养科医生建议选择“亳州华仲金叶医药科技有限公司生产杜仲叶面”进行食疗的处方信息，通过微信、信息、邮件等多种方式向华仲金叶公司邮购。同时也可以选择“华仲金叶”“中药名方”食疗诊所合作连锁店，就近在食疗诊所医生指导下进行食疗，改善症状。

杜仲叶面（系列食品）的食疗价值：大众健康与食品安全是国家可持续发展的永久战略目标。在医院医生指导下进行食疗、改善症状符合人体健康环境的需要。也符合食疗食品安全的需要。这也是食疗产品中的高级产品“杜仲叶面”产品的品牌价值所在。

“药食同源”目录中的中药材种植和培育工作是开发产品的基础工程。全国自然与人工种植杜仲面积约360万亩，全国27个省区市的大部分地区都可以种植。其中安徽、甘肃、湖南、河南、贵州、江西是杜仲中药材优势主产区域。国家林业局《全国杜仲产业发展规划(2016—2030)》下发后，全国各省区市开始规划中药材及杜仲项目产业化工作。

例如，甘肃省委、省政府高度重视种植中药材、发展中药材产业。“十二五”期间，先后出台了《关于印发甘肃省加快发展中药材产业扶持办法》（甘政办发〔2009〕49号）、《关于加快陇药产业发展的意见》（甘发〔2010〕8号）、《关于加快中药材产业发展的意见》（甘政发〔2014〕69号）等政策文件，累计整合投入省级农牧、财政、发改、扶贫中药材产业发展资金4.1亿元，有力地推动了中药材产业规模化发展。

国情调研重大项目杜仲项目课题组副组长、中国文化研究中心副主任、中国社会科学院社会发展研究中心常务副主任胡文臻与课题组成员甘肃省润霖企业董事长刘金会、湖南九九慢城杜仲集团公司总经理滕小平、副经理舒靖，对杜仲种植与相关中草药在全国各地种植面积及经济效益情况进行了5年多的调研。对于甘肃、安徽中草药产业化，特别是满足“药食同源”的产业化原料进行了6次实地考察和地方政策数据分析。

甘肃省“药食同源”目录中药材原料及其他中药材种植面积由2011年的278.2万亩增加到2015年的403.05万亩，年均增加31.2万亩，增速9.6%；产量由61.94万吨增加到108.2万吨，年均增长11.56万吨，增速14.95%；产值由50.33亿元增加到113.48亿元，年均增加15.78亿元，增速22.52%。

全省20多个县区乡镇实现了“药食同源”中草药种植产业品质化、规模化。陇西县中药材种植面积达到31万多亩，渭源县、岷县中药材种植面积在26万亩以上，武都区中草药种植面积在22万亩以上，漳县、民乐县、瓜州县、宕昌县种植面积在16.5万亩以上，临洮县、临潭县种植面积在11万亩以上，民勤县、玉门市、通渭县、榆中县、靖远县、文县、西和县、两当县、宁县、华亭县、正宁县等地“药食同源”中草药种植面积约6万亩以上。

根据甘肃省中药材产业规划报告，现有家种药材品种110多种，规模化种植品种20多种，其中有传统道地中药材当归、党参、黄芪、红芪、甘草、大黄、枸杞和优势地产中药材柴胡、板蓝根等。

2015年甘肃省种植当归57.13万亩、产量13.06万吨、产值19.59亿元，党参74.53万亩、产量14.63万吨、产值18.14亿元，黄（红）芪62.54万亩、产量16.49万吨、产值12.03亿元，柴胡34.13万亩、产量5.94万吨、产值7.42亿元，板蓝根17.71万亩、产量4.9万吨、产值2.48亿元，甘草22.47万亩、产量14.65万吨、产值13.33亿元，枸杞43.89万亩、产量8.73万吨、产值17.11亿元；还种植有大黄约8万亩。

一批具有鲜明地方特色的中药材品种，如黄芩、款冬、牛蒡、独活、半夏、天麻、红花、丹参、秦艽、银杏、杜仲等种植发展迅速，并已形成了区域化规模生产优势。

（二）种植与加工企业优势产区已经逐步形成

杜仲是面向全国种植的优质中药材项目。课题组侧重甘肃省中药材种植加工销售调研情况，根据“药食同源”产业化原料需求情况，对于甘肃省境内中药材适应性和特色品种进行了分析。甘肃省具有适宜种植杜仲的理想地理特征，依托陇南地区的山形坡地的地形地貌和生态型的气候条件，以及多民族聚居特点，以杜仲等为代表的中药材生长期长、品质好、药性稳定。国内部分企业在甘肃合适区域建设了规范化的中药材合作研究生产基地。“药食同源”目录所包含的杜仲、黄芪等中药材均在康县、渭源、岷县、漳县、卓尼、临潭等为主的基地内种植。

甘肃省境内，还种植其他“药食同源”目录公布的中药材，例如，民乐、甘州的板蓝根基地，以靖远、景泰、凉州、古浪、瓜州、玉门为主的枸杞种植基地等。

甘肃省的“药食同源”目录中药材优势品种种植逐步向建立原料集中种植自供产区发展。如民乐县新获得了“中国板蓝根之乡”称号，其他典型的特色基地有：康县杜仲基地；榆中杜仲基地；渭源白条党参基地；武都红芪基地；宕昌杜仲、党参、黄芪基地；瓜州、靖远枸杞基地；哈达铺当归基地；徽县银杏基地；以上中药材基地还与瓜州锁阳基地等18种中药材的生产基地新获得了地理标志（原产地保护）认证。

在甘肃省境内已经建立起规模化、品质化、品种化的“药食同源”目录中药材种植特色基地，种植与加工企业优势产区已经逐步形成。

（三）“药食同源”中草药种植区域特色显著

甘肃历来是“药食同源”原料产地，截至2018年年底，陆续已经建成5大“药食同源”中药材基地，即渭源渭水源中药材基地、渭源会川中药材基地、陇西首阳中药材基地、岷县当归交易基地、陇西文峰中药材基地。据统计，甘肃省2018年药材交易量约有126万吨之多，交易额达到231亿元以上。其中陇西药材交易量占全国交易总量的20%以上，板蓝根、当归、甘草、柴胡、大黄道地中药材等品种交易量占全国的54%以上，与亳州中药材市场的竞争由之前的比拼数量多少，发展为今天的以基地加工供应为主的快速销售模式取胜。目前有千吨以上的大型仓储经营企业20多家，静态仓储能力66万吨以上，仓储品种330多个，年药材周转量达130万吨左右。

甘肃省陇西区域的气候干燥凉爽，基础设施较好，仓储管理成本低，因此成为南药北储、东药西储的天然仓库，吸引了中国药材公司、千金药业、广药集团等众多国内知名企业建立了中药材仓储中转基地，实现中药材年成交量86万吨左右，据有关资料统计交易额达到206.9亿元以上。

随着“药食同源”原料市场加工服务功能的提高，企业产品科研销售体系的形成，系统化配送和后续专业化服务已经步上现代专业化管理的快速道路。

（四）“药食同源”中药材市场地位逐步确立

经课题组初步调查，中国“药食同源”中药材采购加工企业在中药材集中的产区每个省市没有超过30家，其他省市普遍在10—20家左右（含新注册成立）。这些企业均以“药食同源”目录公布的物质为原料进行加工，产品包括杜仲茶、杜仲果油、菊花茶、板蓝根茶、黄芪茶、黄芪汤面、党参汤、当归汤、杜仲面等100多种产品，均有依法取得的地方政府颁发的合格生产许可证，作为加工“药食同源”食品的合格生产许可证。加工药食两用产品的企业，大部分按照食品生产企业申报，获得了工业生产食品许可证（也就是QS）；如果按照药品申报，那么企业必须取得“药品生产许可证”和GMP（药品生产质量管理规范）认证，才可以生产销售。申请QS加工生产和销售药材是一种生产类型经济行为，销售中药材是一个贸易经济行为，全国各个药品销售店中销售中药饮片（“药食同源”产品）的方式比较普遍，严格来说，一些经营行为并不规范。国家对“药食同源”产品生产严格按照《中华人民共和国食品安全法》进行管理。

（五）“药食同源”原料产业化开发新产品

“药食同源”食疗产品是新型的最高级营养食品，中国食疗食品产业发展主要依赖于中药材加工种植产业化的发展。统计表明，以甘肃为例，全省有生产经营中药材的省级以上农业产业化重点龙头企业30家。有200多家药材初加工企业，年药材加工总量约20万吨，占全省药材总产量的20%以上，加工产值达到30亿元以上。中药材食疗原料的加工方式已经由传统的人工拣选、清洗、干制、设备切制、包装等，转入精制饮片、浸膏提取、挥发油萃取和配方颗粒、精深化加工和产业化开发。利用“药食同源”原料开发食用产品时，任何一家食品企业、医药企业必须经过食疗产品临床观察，亳州华仲金叶医药科技有限公司与河南诚实人企业集团联合生产的系列杜仲叶面、杜仲雄花面、杜仲果油汤面，经过了国家食药管理局严格的食疗产品临床观察并在人们习惯性生活环境中进行了反复验证。

亳州华仲金叶医药科技有限公司与河南诚实人企业集团联合生产的系列杜仲叶面、杜仲雄花面、杜仲果油汤面，是严格按照申请专利配方加工与开发的“药食同源”食疗产品。党的十九大以来，各个省区专项资金支持食疗产品开发力度不断加大，甘肃省农牧厅专项支持了40多个中药材课题科技攻关项目，获得一大批科研创新优秀成果，部分成果获得了省级科技进步奖。

（六）“药食同源”食疗产品的主要问题

面对新时代条件下现代农业发展的形势，种植优质的“药食同源”中药材，需要开展合作研究，解决一系列问题。

其一是高品质种苗来源问题，如何实现集约化的繁育工程。各地区种植中药材所需的种子种苗，大部分是农民自己的繁育实践与长期经验总结的成果。

其二是“药食同源”中药材的原料种植规模化、标准化以及种植技术达不到市场质量标准要求。中药产区药材主要生产权还在农户手中，以分散种植加工为主，农户不了解“药食同源”原料的种植质量标准。如何进行集中连片规模化种植，是传统人工种植，还是机械化种植，如何实现标准化生产管理，如何培训苗木种植技术等，均没有一套国家规范或权威指南，中国“药食同源”研究集刊虽然实现了引导研究“药食同源”产业化发展，但是各个地方的“向上看”问题依然制约着解放思想。

其三是“药食同源”中药材新品种选育及推广落后的问题。科研单位的基地化建设与科研成果对接、农户与区域企业的苗木培育合作等均缺少统一机制。例如，甘肃省近年来新选育出的黄芪、当归、党参等药材新品种，以基地建设形式在大田生产中示范，效果不理想，一方面，是部分产区栽培品种仍比较混杂，黄芩、款冬、牛蒡、大黄、柴胡、板蓝根等集中种植；另一方面，适合“药食同源”产品生产企业收购加工的优质新品种还缺少协议化种植示范模式。

其四是药材生产的全程监管技术信息不通畅的问题在全国中草药市场普遍存在。在“药食同源”中药材产地土壤环境测评、肥料农药等投入品管理、产后加工技术等关键环节，没有严格的种植、收购、加工的全程监管，导致好药材被市场化，卖不出好价格。必须建立健全“药食同源”原料种植产区产品质量的追溯体系，以及食疗产品的实验观察体系，只有这样才能够实现从源头种植技术到收获过程的全系统监管。

其五是“药食同源”中药材产地加工、储藏技术没有实现标准化的问题。原料药材没有关于包装的上市标准；“药食同源”药材种植、加工、储藏缺乏统一有效的技术管理标准，也没有建立质量检测体系；种植收购不规范，从种植、收购、包装规格、产地标志、品牌标识、储运设施等均没有技术标准，挫伤了企业的收购加工积极性。

六 “药食同源”食疗产品的优势与临床观察实践分析

“药食同源”是今天新时代大众健康工程需要的新加工产品。由于社会生活进步、人们生活水平提高，饮食卫生和营养知识的逐渐普及，涉及公众的健康问题日益突出，人们的食疗健康意识日益增强。人们重视保健和养生，同时也热爱保护自然环境。中国“药食同源”就是药与食同质存在的高层级营养产品。

中国是“药食同源”食疗健康产品的实践者，也是受益者，传承发展自汉代以来，连续不断，为中国人民健康打下了坚实的实践基础，同时也给原材料种植者带来了经济效益。

（一）“药食同源”原料种植收购市场的竞争机制新探索

大黄、甘草、当归、党参、黄芪、杜仲等是甘肃省传统的中药材，也实现了合作研究基地化种植生产，每年贡献了全国大宗中药材道地品种中85%当归、60%党参、50%黄芪、60%大黄、60%甘草等的产量。

甘肃道地地产中草药品种有柴胡和板蓝根，产量分别约占全国产量的40%和65%，这些“药食同源”道地中草药在国内市场上的规模优势均非常显著。应以基地公司化建设“药食同源”中药材基地，探索由“药食同源”原料选购加工企业与种植农户长期合作，开展定点选购，带动经济发展；利用自然资源、生产投入、低成本优势吸引“药食同源”企业实现合作建设种植基地、加工高品质食疗产品的新模式。

（二）“药食同源”原料种植产业化是农民持续增收的新途径

“药食同源”资源化种植、产业化发展，是甘肃及全国中药材的新发展需要，特别是贫困县区的高寒边远山区种植中草药，具有资源集中优势，可以使农民获得种植中草药的稳定收益。

种植中草药收入占农民收入比重高，是农民人均纯收入的主要来源。据甘肃省调查统计，宕昌县为55.6%、岷县为54.3%，其他各个县均在30%以上。这些区域种植中草药具有土地好、质量好、中草药品种好的条件，适合全国“药食同源”企业建立合作生产加工基地，比如，岷县中寨，西和十里、康县阳坝、礼县洮坪、武都汉王、宕昌县哈达铺、理川、八力、宠家，武都黄坪、池坝、马营等乡镇，中草药种植面积大、质量高。

（三）“药食同源”食疗产品可以满足国内外需求

中国是中草药生产大国，但中国的中草药远远没有开发出其应该有的经济和食疗价值。目前中国“药食同源”中草药种植与开发的相关研究正在国家层面加快进行。

据统计，全球有40亿人使用天然药物，有120个国家和地区从中国购买天然药物；全球植物药年销售额300亿美元，其中欧洲市场150亿美元、北美市场50亿美元。甘肃中药材道地品种多以出口方式远销20多个国家和地区，年创汇近千万元，且在一些东南亚和欧美国家的出口份额稳步上升。

中国“药食同源”原料种植加工市场化必须满足国内外两个市场，国内的环境条件、人口增长、老龄化、城镇化、居民收入增加、生活资源丰富、文化旅游改善等因素产生的需求亟须“药食同源”产品满足。“药食同源”食疗产品的安全有效使人们逐步由依赖药物转向食疗，是人们寻求健康的体现。

“药食同源”食疗产品的市场越来越大，需求快速增长。资料表明，2013年以来，全国保健品市场，包括“药食同源”产品产值已达3000亿元以上，每年以14%的速度增长。

2009年11月出台的《安徽省（亳州）现代中药产业发展规划（2009—2020年）》中指出：“以亳州中药材资源为依托，突出包括中药材种植、中药加工、中药文化业在内的现代‘中华药都’建设。”

随着人类“回归自然”“崇尚自然”的潮流，中医药产业的市场需求将快速增长，发展潜力很大。亳州中药材贸易与生产、中药饮片加工具有悠久的历史，具有浓厚的中医药文化氛围和资源优势，在中药材种植、中药加工、中医药文化等方面，具备了建设现代“中华药都、养生亳州”的良好基础和条件。

亳州华仲金叶医药科技有限公司立足全国闻名的中药材集散地和中药饮片加工生产基地，开发“药食同源”食疗食品，进行长期调研和大量临床观察，成为亳州“中华药都”建设中的一家重要的“药食同源”产业化龙头企业。2015 年开始调研市场、分析市场，从 2019 年起陆续将系列产品投入市场。

以安徽省道地药材加工系列“药食同源”食疗产品，销往全国医疗单位、药店，全国食品专营单位和全国专营指定超市。以改善和增加营养的方式服务大众、满足大众对健康安全的食疗产品的需求。食疗产品进入医疗单位并在医生指导下用于满足食疗需求，是有利于我国社会经济发展的正确途径，是对群众满足“药食同源”食疗产品的大量需求的健康指导与负责任的具体措施，同时也是各个食品超市销售食疗产品和设立“药食同源”产品专营柜台的标准化建设项目，未来将逐步普及化。

（四）“华仲金叶”企业引领“药食同源”行业规范创新

亳州华仲金叶医药科技有限公司董事长孙多龙在为期一年的市场调研结束时，深有感触地谈体会：“我们国家目前经济条件好、人们生活幸福指数高，这是国家政策好，在党的领导下人们奋斗来的成果。但是，面对世界经济发展技术和创新形势，我们距离最高水平还有一定距离，技术方面还需要加快赶上。在一年来对‘药食同源’食疗产品的调研来看，遇到了不小的阻力，很多人不以为然，需要引导。谈到‘药食同源’‘食疗产品’，有些人直接反对，认为食疗无用，对于平时的健康状态没有要求，属于典型的麻木群体；还有些人谈起‘药食同源’食疗产品，表面上能说会道，但是又说不出‘药食同源’的食疗产品具体好在哪里，认识不到位，属于典型的被动接受群体；其他绝大部分人认为，中国‘药食同源’产业化工程必须要加快培育和开发，按照国家卫健委公布的‘药食同源’原料目录，开展产业化项目建设工程，这些人属于典型的责任群体。责任群体是中国‘药食同源’产业化的骨干力量，是以企业为代表的新生力量。”

亳州华仲金叶医药科技有限公司在选择中草药合作种植企业时，选择优质的中草药种子，并对道地药材种植区域进行严格考察。从种植开始，按照优质种源性状对中草药进行管护。收购时必须严格区分，满足选育种植、加工产品精选优质原料标准。以杜仲资源来看，必须要进行不同部位的“果、花、皮、叶、枝”质量鉴别，分别进行包装和检验，确保符合品质标准。企业按照合作基地建设要求进行苗木培育、种植，采取良地、良种、良法的中药材种植要求，是保护中华优质中草药种子资源的基础工程。

实现“药食同源”资源化、产业化必须依靠种植原料基地的标准化建设。只有实现基地标准化建设，才能够适应互联网产业化的发展。“药食同源”资源化针对传统中药材交易市场发展现状和存在的问题进行了新的资源配置，可以采用“中药材种植区域 + 互联网‘药食同源’信息”的交易模式进行试验推广。打造“药食同源”资源“线上 + 线下”交易的市场平台，实现生态型的产业化模式。

杜仲产业化的“防风栽培技术”是杜仲产业面临的重大研究课题，国内科研机构对于防风种子培育做了以下工作：严格进行预处理；将杜仲种子按照防风技术原理和方法进行处理；严格遵守选地与整地、栽培方式及播种方法、栽培密度、播种量、播种深度、防风苗木期管理、采收与加工管理等方面的严格生产技术标准。

中国社会科学院社会发展研究中心、中财公私研究院与新疆交通控股公司、安徽省雄花森企业合作研究新疆国家储备林与资源利用模式，与湖南九九集团企业合作研究国家储备林资源利用模式，与甘肃省陇和春农林牧公司开展国家储备林模式等重大合作课题研究，既是基于杜仲中草药产业化方面的研究发展，也是亳州华仲金叶公司利用杜仲资源化、产业化发展的重要合作途径。这些企业的探索和实践，完全属于中国哲学社会科学研究的范围，是社会治理研究的重要资源基地与发展模式。

食疗产品加工企业必须严格遵守各个省市区颁发的《中药材的种植与发展》规定的技术流程，企业对“药食同源”原料的种植加工、适宜品种选择与区域生态环境结合等栽培技术要领必须符合标准。

安徽省2019年下发了鼓励创新药械产品研发的文件，重大药械项目单个补助总额最高1000万元；支持产业创新发展基础能力建设，重大医疗医药创新发展基础能力项目最高补助2000万元；支持创新药械产品推广应用；支持中药材规范化种植和原料药保障能力建设。

依照2019年《安徽省人民政府关于印发支持现代医疗和医药产业发展若干政策的通知》，在支持中药材规范化种植和原料药保障能力建设方面，“十大皖药”产业示范基地一次性奖补的申报条件是被认定为“十大皖药”产业示范基地的建设单位。支持“十大皖药”药材标准研究的申报条件是组织开展“十大皖药”药材标准研究，主导制定高于国家标准的本省道地药材标准并被列入本省饮片炮制规范的研究单位。

从安徽省中草药种植特征来看：既有淮河南北差异，也有长江两岸差异；安徽“药食同源”中草药在本省或全国的种植现状及特征如下：

白芨：野生或栽培，华东各省产，品质优良，夏秋采收。

白蔹：多野生，主产地为六安、滁州，春秋采收。

白茅根：全国各地均有野生，以春秋采收为主。

白前：分布于长江以南各地，10月采收。

白药子：安徽长江流域，9月采收。

白术：安徽、浙江有野生资源且质量上乘，立冬采收。

白薇：多为野生，滁州为主产区，早春晚秋采收。

半夏：主要来源为野生，宁国、宣城、泾县所产称为“宁国子”；舒城所产称为“舒半夏”；以阜南产“焦半夏”、颍上产“颍半夏”质量上乘，多供出口，被誉为“圆珠半夏”。6—7月采收。

萆解：长江以南各地，歙县为主产区之一，全年均可采收。

地榆：江南山区广泛分布，春初秋末采收。

防己：主要来源为野生，其中粉防己（又称汉防己）以安徽产体重粉足，质量上乘，主产地为芜湖、安庆、徽州，全年均可采收，以春秋质佳。

藁本：安徽全省均有分布，10—11 月采收。

葛根：野生或栽培，安徽全省山区广泛分布，春秋采收。

虎杖：安徽各山区出产，春秋采收。

黄精：芜湖为主产区，秋末冬初采收质量最佳，春季亦可采收。

桔梗：野生或栽培，安徽全省广泛种植，南部野生资源分布较广（怀宁、岳西、桐城）。

南沙参：滁州、全椒、黄山、定远、来安、青阳质量为佳，秋季、春初采收。

茜草：主产于安徽、江苏等地，秋季采收质佳，春初亦可。

青木香：主产于岳西、枞阳、滁州等地，10—11 月采收。

三棱：滁州、巢湖为主产区，秋冬采收。

商陆：芜湖、六安为主产区，春秋采收。

射干：野生或栽培，怀宁产量较大，春秋采收。

太子参：野生或栽培，分布于全省各地，6—7 月采收。

天麻：野生或家种，安徽岳西、霍山有质量优良的野生天麻，春季、初冬采收。

土茯苓：皖南分布有野生资源，歙县为主产区，全年均可采收，春秋质佳。

乌药：主产于宣州、池州、铜陵等地，冬春采收。

香附：全国广泛分布有野生资源，安庆、宁国为主产区之一，春秋采收。

玉竹：野生资源分布较广，安徽部分地区野生资源称为“关玉竹”，秋春采收。

紫菀：栽培或野生，亳州为主产区，质量上乘，现多为栽培品，秋季采收。

荜澄茄：分布于歙县、绩溪等地，秋季采收。

覆盆子：六安、阜阳、芜湖为主产区，果实成熟时采收。

金樱子：主产于芜湖、安庆，花托变红采收。

决明子：蚌埠、芜湖、安庆、合肥均有野生资源，9—11 月采收。

蔓荆子：野生或栽培，怀宁、太湖产量较大，8—10 月采收。

木瓜：宣州、歙县产质量最佳，秋季采收。

桑葚：主产于芜湖、阜阳、蚌埠、亳州，7—8 月采收。

山楂：宁国、宣州、广德有大量野生资源，10 月采收。

山茱萸：野生或栽培，歙县、石台、贵池、枞阳、铜陵、祁门为主要产地，霜降至冬至采收。

葶苈子：主产于歙县、明光，果实成熟时采收。

紫苏子：全国均有野生分布，秋季果实成熟时采收。

合欢皮：宣州为主产区，春秋采收。

桑白皮：亳州、阜阳质量上好，春秋采收。

淡竹叶：产霍山、歙县，小暑花开前采收。

枸骨叶：长江中下游地区广泛分布，全年均可采收。

金银花：全国各地均有分布，初夏花期上午 9 时采收。

莲须：巢湖为主要产地，6—8 月花初放时采收。

夏枯草（球）：芜湖、安庆、滁州为主产区，立夏后采收。

辛夷：怀宁、枞阳为主产区，称“安春花”，为野生名品，12 月至来年 2 月采收。

野菊花：主产于沿江各地，秋季花全开前采收。

半边莲：主产于安庆地区，夏季采收。

大蓟：全省广泛分布，夏秋采收。

翻白草：主产于亳州、滁州，夏秋采收。

鹿衔草：主产于六安、安庆，全年均可采收。

石韦：主产于长江以南各省，全年均可采收。

华细辛：安庆为主产区，全年均可采收。

淫羊藿：安徽为箭叶淫羊藿主产区之一，秋夏采收。

鱼腥草：各地均有分布，皖南量大。8—10 月采收。

龟甲：沿江各地为主产区，全年均可采收，秋分后质佳。

红娘子：蚌埠、阜阳、六安为传统产区，6—9 月，露水未干时采收。

蜈蚣：滁州、巢湖、六安为主产区，4—6 月采收。

珍珠：野生或养殖，芜湖、巢湖人工养殖较多，全年均可采收，以 12 月份为多。

通过以上分析来看全国的中草药资源种植与发展，我国中草药发展的产业化是基于以甘肃为代表的中草药种植与加工工业的不断发展，以安徽为代表的中草药主产区的不断创新发展，以及市场对"药食同源"中草药资源并需求的迅速增长与对这些资源的快速开发。中草药种植产业化并占领新兴的市场，必将带动全国中草药原料市场规模的扩大与融合发展。

七　开发"药食同源"目录许可中草药的发展思路、基本原则与发展目标的经验

（一）"药食同源"产业化的发展思路

"药食同源"目录范围的中草药资源化、产业化发展思路是企业以党的十九大报告精神为生产工作的理论指导，遵循"创新、协调、绿色、开放、共享"的五大发展理念；以"药食同源"中草药类别中一项或者几项为例；以增加安徽省中草药市场新品种为主要目标；以实现新型"药食同源"中草药原料产业发展和药农持续增收为目标；以哲学关注社会发展，研究资源配置应用，优化中草药产业发展结构，加快"药食同源"产业化发展；大力培育新型的资源化企业，标准化管理中草药土地利用，实现中草药规模化、产业化合作研究与开发；研究企业产业化标准，研究"药食同源"中草药种植技术，将提升"药食同源"药材的质量和经济效益作为哲学社会科学重大课题进行研究。

企业要开发建设销售市场，开拓"药食同源"产品的医院、医疗单位临床观察和销售渠道，研究提升"药食同源"企业的物流与仓储能力建设并制定相关标准；开展科技创新实现"药食同源"产品的质量管理标准化；立足中国"药食同源"研究集刊优势，进行严格、科学的对外宣传指导，推动"药食同源"产品的品牌建设工程，以全面提升"药食同源"产品生产产业化、专业化，并进行评价研究，带动提升"药食同源"中草药种植加工的综合生产能力和经济社会效益，将"药食同源"相关产业纳入到精准脱贫和全面建成小康社会的战略新兴产业之中。

（二）“药食同源”产业化的基本原则

第一，“药食同源”目录范围为中草药的资源化、产业化必须与严格指导密切结合，必须形成市场主体和政府引导相结合的基础原则。“药食同源”产品生产企业必须始终坚持基于国家公布的“药食同源”目录来加工产品，充分发挥市场在资源配置中的决定性作用，以专业加工“药食同源”产品的医药企业为主体进行产业化建设，形成种植基地、加工生产基地、仓储基地、市场网络和由医药诊所、医院推荐食疗食品的完整体系。实践中要充分发挥研究部门与政府、企业合作规划作用，进行引导、政策扶持和协调，发挥积极推动作用。

第二，明确坚持“药食同源”资源化、集约化的种植生产与可持续产业化产品发展配套建设相结合的基础原则。“药食同源”资源在安徽、甘肃等中草药种植自然条件适宜、产业链条培育较好的优势产区，实施集约化、规模化的合作研究与种植发展。以安徽省蒙城县为例，当地加快科研推广机械化杜仲播种生产，同时严格控制人为的改变或农业投入品的使用，保护好产地环境，实现了“药食同源”中草药种植基地的标准化，同时也实现了产业链配套发展的基本需求。

第三，明确增强“药食同源”品牌产品在全国范围内的影响力，要突出特色“药食同源”品牌与地方特色品牌相结合的价值原则。企业在优势中草药产区，重点研究发展品牌道地中草药资源，企业必须选择习惯性的产业化食疗产品，而不是科技产品，这一点非常重要。因为习惯性食疗产品是当地人们日常生活中的实践成果，如果要改变其习惯性特征，就失去了价值。因此，结合地方特色品牌进行科学研究，为全面推进草药种植基地标准化建设，选择中草药的生态适宜区域，重点在地方特色品牌的融合方面进行研究和调整。

第四，明确推出“药食同源”品牌产品，必须要求产品质量为主与适度验证的临床观察相结合的基础原则。坚持食疗产品的质量检测和管理各个环节为优先，合作研究提质增效为保障，对“药食同源”食疗产品进行临床观察验证，是满足大众合理改善营养与治疗不适症状的需求的有效可靠手段。实现药食产品的中草药种植与加工生产的规模化，需要对产业化进行合理的人为干预。对原料的质量下滑问题、产量过剩问题要进行认真研究和分析，如果“药食同源”原料出现了价格暴跌，甚至出现了产业滑坡现象，需要在第一时间作出判断，需要对质量与效果进行评估，找出问题根源。

（三）“药食同源”产业化的发展目标

第一，“药食同源”原料种植果园化。到2020年，以甘肃省中药材种植面积来看，测算得出需要稳定种植区域面积约420万亩（实地调研与有关报告数据存在10万亩左右差距，课题组又查询数据，对多个数据进行分析确定了基本面积），其中标准化生产基地总面积达到240万—300万亩，是甘肃全省药材种植总面积的65%左右。应按照“药食同源”原料目录和品种结构进行质量提升，种植规范化、果园化的程度普遍提高，保证道地药材的良种果园化普及率达到58%以上。2019年度受大健康环境需求的影响，药食同源原料中草药种植质量有明显的提高，亳州药材市场的中草药价格普遍稳定，维持上升走势，2020年度以后种植中草药的农民收入增长预计将达到36%以上并逐步上升。以“药食同源”原料人参、当归、杜仲为例的种子种苗集中繁育供应比例应该达到42%以上。

第二，“药食同源”原料产业化贸易活跃。“药食同源”原料贸易以国内市场化的贸易企业来保证收购能力，他们可以稳定道地药材价格，确保增加药农的基本收益形成可持续发展模式。根据资料表明，2015年甘肃实现静态仓储能力达到108万吨，2019年交易量达到153万吨，电子商务普遍发展，贸易化的仓贮和流通能力明显增强。

第三，“药食同源”原料产业化加工产品实现品牌化。企业生产加工食疗产品，必须完成加工企业GMP的升级改造，产品必须进入创新加工技术阶段，改变企业初加工能力，提高企业加工能力的增值化程度。亳州华仲金叶医药科技有限公司采取合作研究模式，以实力品牌专利技术产品支持合作企业，支持原料加工企业，形成“药食同源”产业化原料配套加工能力，选择全国各个区域种植的道地药材，开发“药食同源”黄芪面、杜仲叶面、杜仲雄花面等系列面食品以及各类水果食品等食品产品，开发人参精制饮片、食品及保健品系列。合作形成“药食同源”产品的自动化加工能力。

第四，“药食同源”原料产业化的加工产品。“药食同源”原料产业化必须实现企业的科技成果转化，“药食同源”产业是特色产业，是以药食为主要特征的习惯性产品和高科技技术相结合的创新产品。企业必须以技术为主导实施，对“药食同源”产区种植农户进行全部产业化的中草药种植与采摘、仓储、粗加工的技术培训。

八 “药食同源”原料产业化、企业加工生产的主要任务

（一）组建企业、政府、农户、科研院所专家参与的横向课题研究组是“药食同源”产业化发展方向

“药食同源”产业化，最大的基础工作是组建以企业、政府、科研院所、农户为主要成员的横向课题研究组。对于黄芪、人参、当归、杜仲叶等“药食同源”原材料进行技术分析、产品加工，前提是建设好优质的种苗培育种植供应产业化基地，这是“药食同源”产业化的原料质量的基本保障。

哲学社会科学研究的目标之一是关注大众食品安全与食品食疗效果，关注“药食同源”产业在国民经济中的主要贡献；关注哲学方法在实践中的具体应用。例如，安徽省、甘肃省各有自然形成的传统中草药种植历史与经验。甘肃省在重点扶持新技术、新品种，重点提高种子、苗木质量方面，连续多年出台政策支持。

特别是产业化合作方面，例如，对人参集中制种、育苗、管护苗木，增强种子集中繁育和种苗的集约化生产能力，研究提升种子、种苗的防病虫害的标准化管理措施。主要布局在中药材主产区陇南、甘南、白银等地区，以合作研究方式建设基础的种子、种苗繁育基地。在政府支持下，探索采取“药食同源”原料中药材合作研究基地与龙头企业、农民专业合作社、种植协会、科研院所、合作企业的资源配置和产业化加工的创新途径。

“药食同源”原料种植和加工产业化，必须选择合作研究与科研开发的模式，因为新时代的产业化发展是以智能技术为代表的科技与社会管理共同参与的经济发展时代。政府抓住合作横向课题研究项目，是开展好区域产业化工作的基础工程。

（二）建设稳定的“药食同源”原料合作研究种植与加工基地

“药食同源”原料的种植与加工基地是产业化的基础，也是中草药种植品种的长期稳定供应源，采取果园化发展，推行规范化种植模式，能够推广先进苗木技术。要探索企业在科技产品方面进行保险覆盖的“药食同源”目录范围和品种，一方面提高企业的产业化加工能力；另一方面增加药农种植的稳定收益。

“药食同源”产业化发展是新时代的新经济增长点，如何大力发展有市场需求和药食资源稀缺的食疗产品，推动公平的市场供给，平抑“药食同源”产品价格，是促进农民收入和保证食品安全合作研究的主要任务。以甘肃省、安徽省为例，甘肃省传统产区陇南、甘南、河西等高寒贫困地区，引导种植“药食同源”需求原料中草药，培育产业发展方向；安徽省充分发挥“药食同源”产业化加工企业优势，开展好合作研究，集中做好“药食同源”食疗产品和相关食品开发工程，大力培育新型企业化的经营主体，实现产业化的发展目标。

（三）重视“药食同源”原料种植基地的安全生产

“药食同源”原料种植基地安全生产，是关系到“药食同源”中药材生产活动全产业链的监管制度建设问题。加强“药食同源”产品的监管执法，必须与食品安全法密切关联起来。种植源头必须严格限制种植过程中化学肥料、一般农药等投入品用量和频度，禁止高毒农药和各类激素，引导生产源头苗木种植与管理的科学化、规范化。

“药食同源”原料的产业化是逐步推进中草药质量追溯体系建设的重要步骤之一，是提升道地中药材的市场竞争能力中的安全评价过程。

在以“药食同源”原料为主要加工产品的主产区标准化生产基地建设中，必须接受地方政府对企业合法资质的审查和关于企业食品生产许可证的审查，必须与地方中草药种植龙头企业和农民专业合作社形成长期利益共同体。以亳州华仲金叶医药科技有限公司为例，该公司全面落实企业标准化操作管理规程，建立健全“药食同源”食品生产全程档案信息管理记录与底单留存制度，购进质量安全的中草药原料。与医院、医疗单位合作研究，开展临床观察问卷调查工作。原料送中药材质量检测中心（站）检测（或从质检合格的中草药店铺中购进），企业接受国家要求的对“药食同源”产品质量的监管，遵守对上市交易药材的质量检测监管规定。

（四）重视“药食同源”原料的市场竞争力

“药食同源”原料的市场竞争力，以亳州华仲金叶医药科技有限公司开展的横向合作课题研究为例，企业通过对 GMP 认证的中药材饮片加工企业升级改造，扩大原料产业化，形成“药食同源”食疗产品的产供销集群化生产体系，形成中药材产品的市场转化能力和市场竞争力。该企业在种植基地建设、专利技术设计应用和粗产品加工阶段，均采用了创新加工技术和产品临床观察实验成果，增强了产品质量与标准化的加工能力，落实了区域企业质量责任与全面提升了加工产品的增值化水平。同时推动了道地中草药品种产业化的加工转化速度，目标是帮助农民增收，提升农民和企业在中草药一次、二次产业化加工中的市场竞争能力。

（五）企业积极参与政府科学化种植与储备“药食同源”原料的战略布局

“药食同源”原料是科学化储备工程的主要原料，其基地建设与采摘收购仓储，是“药食同源”产品进行营销、与互联网深度融合的新型资源型产业项目。要建设标准化仓储工程，管理好中草药原料的收储转运营销。药食资源的收购调控权利必须掌握在行业核心企业的合作方面，也就是掌握在政府、科研院所、企业、农户拥有平等利益的平台方面。

企业积极参与政府科学化种植与储备“药食同源”原料工程项目，是要提供中草药种植收购、仓储、加工产品配送销售一条龙的产业化配套工程建设，不是追求短期效益。对各个涉及“药食同源”项目的中药材饮片贸易展览与电商互联网融合展览需要有总体设计方案。企业参与政府战略布局，一方面，加快了对区域省市中药材市场质量检测监管体系的建设与规范；另一方面，为“药食同源”原料种植户提供专业的技术活动和查询体系，使农户建立起标准化的质量管理追溯体系。

根据上述方案，以陇西文峰中药材市场为例，可以带动全省、辐射西北地区，形成作为“药食同源”产品原料的道地中草药的标准化基地产区，拉动岷县当归城建设、宕昌哈达铺中草药基地建设等57个种植中草药的县区道地中草药产区市场化建设，形成品牌。

（六）科学技术是“药食同源”产业化的发展趋势

“药食同源”产业化的基础是地方政府制定药食中草药产业发展规划。从对甘肃省资源的分析来看，重点抓好“药食同源”原料的合作种植基地，提供道地中草药，是抓住产业发展机遇的重点方向。

“药食同源”合作基地建设是以种植的中草药为主要产品原料的合作研究型的基地。科研单位是基地产品质量建设的主要实践者，是开展项目建设、提升药食产业产品质量的第一技术层面。以“药食同源”原料加工产品进行食疗临床观察和产品开发是验证“药食同源”产品的第一质量安全层面。以建设高水平“药食同源”资源基地和引进专业技术人才是实现“药食同源”产业化发展的第一原料、生产产品检测层面。

要“药食同源”原料的质量化，必须通过严格的技术手段进行加工生产，必须通过高品质原料实现产品安全目标。开发“药食同源”产品的企业掌握科技支撑能力，一方面，要实现药食产品的创新，实现新产品在现代生物工程、自动化生产、“药食同源”信息化管理等方面的突破，在药食新产品的研发、习惯性食疗产品工艺的改进等方面提高技术标准；另一方面，必须加强地方政府与乡镇技术服务体系的建设，协助企业培养专家队伍，合作研究创新栽培模式，创新药食产品的集成技术，研究市场规律，提出科学技术层面的应用对策建议和分析报告。

九　对食疗产品开发的监督是满足人们需要高品质生活的大趋势

中国必须科学化、制度化、标准化推动食疗产品开发监管指导，食品安全监管指导制度是全世界面临的问题，需要提出解决这一问题的中国方案。

新时代中国食疗产品监管问题，是历史赋予的开发与监管责任。

食疗产品既是中国人需要的基础营养产品，也是全世界需要的基本营养产品。

每一个国家面临的人类基本生活资料安全性问题、工业化生产系统运转问题、人群聚集区域的城镇村庄食品供应问题、伴随城镇化的人口老龄化问题、全世界面临的疾病谱系突变问题、战争区域生态环境及区域生活中的疾病、瘟疫、食品短缺等问题，均与食品安全密切相关，是世界面临的必须长期解决的问题，也是中国必须采取长期措施来解决的问题。“药食同源”产业化发展必须要有中国方案来推进，解决发展中的问题，“药食同源”药食产业是未来百年不衰的真正的朝阳产业。

（一）国家政策支持合作研究开发食疗产品

“药食同源”食疗产品是实施食品安全战略的重要组成部分。

通过媒体解读来看食品安全问题。《中国食品报》总编辑李振中讲：“党的十九大给所有中国人带来了巨大信心，对于中国未来前景充满期待。作为一名民主党派成员，听了报告后我深受鼓舞；作为一个从事食品行业工作多年的媒体人，我不仅信心百倍，还要为十九大精神传播添柴加薪”。“老百姓的日子越来越好过，对食品安全的关注度也越来越高”，李振中感慨地说道，“ 2015 年一项消费调查发现，影响消费者选择餐厅因素中，排在前 3 位的并不包括食品安全这个选项。到了 2016 年，在‘两会’一项参与网民超过 388 万人次的热点问题调查中，前 8 位的热点问题也没有食品安全问题，这是食品安全向好变化的一个重要的标志。”

在党的十九大报告中，习近平总书记明确提出，“实施食品安全战略，让人民吃得放心”。李振中说：“中央时刻关怀着百姓的生活，这让我非常感动。”早在 2013 年 12 月 23 日，习近平总书记在中央农村工作会议上曾强调，“能不能在食品安全上给老百姓一个满意的交代，是对我们执政能力的重大考验。”李振中认为，党的十九大报告提出食品安全战略，是中共中央对群众呼声的直接回应，也是对群众期盼的郑重承诺。这种顶层设计上的治理思路，意味着食品安全已被提升到战略高度。“保证食品安全，让老百姓放心，是我们努力的方向。”

新华社评论称，食品安全既是“产”出来的，也是“管”出来的。实践证明，单靠政府部门监管难以从根本上解决食品安全问题。必须构建起政府监管、部门协同、行业自律、企业负责、公众参与、媒体监督的“社会共治”格局，努力在食品安全领域形成“人人参与、人人尽力、人人享有”的氛围，真正做到“天网恢恢，疏而不漏”，严厉打击假冒伪劣产品，为市场提供高品质的“药食同源”食疗产品。一啄一饮，看似小事，却关乎生命健康，同样也是百姓安全感、幸福感的基本要求。舌尖上的安全直接关系13亿多人的民生。

本课题重点侧重“药食同源”产品的调研和了解人群食疗营养知识。通过亳州华仲金叶医药科技有限公司生产的系列“药食同源”杜仲叶面食疗产品临床观察600例数据分析和近千份的问卷调查，以及近一年时间的抽检和回访结果，课题组对杜仲叶面的食疗实例数据进行了认真分析。

对调研群众习惯性生活数据和综合性的问卷数据的分析表明：

第一，中国推行“药食同源”食疗食品措施是正确的，受到人们的欢迎；人们期待更多的食疗营养食品满足人们的健康需求。

第二，通过对患者在医生指导下食用食疗食品期间的观察，了解患者相关指标活动情况。证明食疗食品满足了患者对营养食品和食疗食品的需要，实现了患者增加营养、改善症状、康复身体的目标。

第三，临床观察杜仲叶面食用实例600例，杜仲叶面均由亳州华仲金叶医药科技有限公司生产提供医疗单位进行临床观察，在医生指导下，患者食用杜仲叶面7天、17天或27天，均出现了患者营养增加、症状改善情况，医生观察记录患者的情况和食用效果以及进行问卷调查。

第四，统计医疗单位医生指导患者食用杜仲叶面或患者要求杜仲叶面食疗情况。按照单日门诊人数测算，食用杜仲叶面食疗患者的处方量是其他患者需要药品处方量的2倍以上，说明食疗杜仲叶面的患者人数增加，食用杜仲叶面食疗食品后营养增加、症状改善者人数增长。

第五，医生在指导患者食用杜仲叶面食疗期间，对其要求是专心食用杜仲叶面一个临床疗程观察期为7天、17天或者27天，其间正常食用水果，早餐可以用鸡蛋补充营养，但不能中断食疗，每天早中晚坚持，每顿餐食2两杜仲叶面，医生在观察期到后，根据患者实际情况调整食用量（正常情况下，坚持一个增加营养食疗观察期为17天，就会得出食疗产品效果的总结报告；之后建议一般采取隔天食用一顿2两杜仲叶面即可，逐步形成每周食用一次2两杜仲叶面的习惯，长期坚持，必须认准华仲金叶品牌的产品）。杜仲叶面食用安全，患者长期坚持食疗，可以改变身体环境，增加营养、改善症状、提升人体的营养环境水平和生活品质。

第六，通过杜仲叶面食疗的临床观察数据分析，说明人体需要“药食同源”食疗产品的紧迫性和长期性，这是人体健康安全需要，也是国家安全需要，更是中华民族的安全需要。应积极提倡医疗单位设立营养科，引进“药食同源”食疗产品，作为医院未来发展的方向。这是人们维护身体健康的唯一途径，是国家食品战略工程，必须从源头重视。

（二）开发生产“药食同源”目录范围系列产品的企业社会责任

亳州华仲金叶医药科技有限公司生产杜仲叶面、杜仲雄花面、杜仲果油面等杜仲系列面食食疗产品，是在严格的加工条件下加工生产的高质量产品。

开发“药食同源”杜仲系列面食食疗产品是满足人们的诉求从吃得饱的基本层面转向吃得好、吃得安全放心、吃出健康的营养层面。是典型的企业承担社会责任的功德成果。

1. 企业社会责任

公司在确保食品安全方面，一方面采取一系列严格的加工生产工艺、生产措施；另一方面，在原料采购、工业技术、专利技术、设备管理、技术操作等方面进行质量检查制度化管理。

从加工出厂到销售的各个环节制定出最严格的企业标准，企业自行制定的标准超出了《中华人民共和国食品安全法》规定的标准，采取高强度制度约束管理、最严厉的监管，实行最严格的生产和销售问责制度，同时鼓励职工提出科技创新建议并严格落实管理责任，使职工与消费者共同建立起一套严格科学完善的“药食同源”食疗产品安全治理体系；帮助科研部门加强农业生产的源头控制措施和技术应用以及减少污染探索具有可行性的科技途径。

2. 华仲金叶公司在学习传承中开发食疗产品

亳州华仲金叶医药科技有限公司推入市场并对“药食同源”目录资源加工产品进行了食疗临床观察数据分析，这是一项非常了不起的工作，这个企业做到了大家普遍关心又没有人去认真干的基础工作，这是真正关注大众健康、从基础的食疗产品必须基于最严格的临床观察来做数据分析，中国“药食同源”研究集刊的研究课题成果就是过硬的、高水平的，是认真负责的，这样的做法就是将传统的“药食同源”食疗产品的习惯性提升到科学性的安全高度，是真正的民生工程。

中医药业内的许多知名高级专家高度肯定华仲金叶公司食疗产品进行的临床观察。该公司生产的“药食同源”食疗产品以其简便、适口、价廉、安全有效等优势和特色，满足人民群众不断增长的健康养生需求，越来越受到全社会的重视，是未来健康产业发展不可分割的重要部分。全国从事“药食同源”产品研究开发的企业要积极推进与发展中医药大健康产业，将中医药食疗养生全面融入“健康中国”工程的建设中。

从数据分析来看，2015 年大健康产业的规模大约在 3 万亿人民币左右，离国家提出的“力争到 2020 年，健康服务业总规模达到 8 万亿元以上”的目标尚有较大的差距；要实现这个目标，健康产业的年增长速度必须大于 21%。

根据 2019 年亳州中药材市场发展规划来看，亳州是四大药都之首，拥有全国最大中药材交易市场。亳州自古就有“药都”之称，是中医药文化的摇篮，围绕“深入践行五大发展理念，全力打造世界中医药之都”的目标定位，充分发挥中药材资源优势，抢抓国家实施“健康中国”战略。

中国实施健康产业化，全国大健康应包括“药食同源”产业化要想实现年增长 21% 的速度，需要加快大健康的产业化、规范化。客观上必须增加若干个新的经济增长点，而药食两用中药健康产业的发展自然成为健康工程的重要增长点之一。国发〔2013〕40 号文件中明确提出了“加强药食同用中药材的种植及产品研发与应用，开发适合当地环境和生活习惯的保健养生产品”。

3. 华仲金叶公司在学习中了解国家发展中医药大健康产业的相关政策

国家高度重视健康产业的发展，2013 年国务院发布了《关于促进健康服务业发展的若干意见》，特别指出发展健康产业“是深化医改、改善民生、提升全民健康素质的必然要求，是进一步扩大内需、促进就业、转变经济发展方式的重要举措，对稳增长、调结构、促改革、惠民生，全面建成小康社会具有重要意义”。

2015 年国务院印发《中医药健康服务发展规划（2015—2020 年）》，其中的重点任务明确提出“积极促进中医药健康服务相关支撑产业发展，支持相关健康产品研发、制造和应用”。

2016 年 3 月国务院颁布的《中医药发展战略规划纲要（2016—2030 年）》指出当前我国社会和健康态势“迫切需要继承和发展中医药的绿色健康理念”，大力发展中医养生保健服务，开展药膳食疗、加强保健食品开发等，中医药食疗养生发展迎来了政策环境支持的美好春天，经济利益十分显著，对促进区域经济转型升级、培育区域“药食同源”经济增长动能、培育新的经济增长点具有重要意义。

根据中国“药食同源”研究集刊项目课题组人员调研分析，截至 2019 年 4 月，中国“药食同源”目录范围内，进行临床观察的面食食疗产品只有亳州华仲金叶医药科技有限公司一家的产品，严格进行合作研究，与医疗单位进行严格的在医生指导下的食疗临床观察，严格进行标准化的食疗产品临床观察表（问卷）调查；调研中，针对全国 30 个省市区“药食同源”食疗产品开发企业进行网络或者朋友圈咨询、相关医疗单位电话抽查，大众普遍不了解“药食同源”产品生产企业情况，民众基本没有听说过“药食同源”产品的概念。

“药食同源”产业化发展处于起步阶段，目前还不能适应和满足人民群众日益增长的多层次、多样化的食疗与营养服务需求。“药食同源”食疗产品只能满足一定区域人们对食疗食品、新食品原料、功能食品、特殊膳食食品、药膳等需求，还不能实现全国普及化的“药食同源”产品供给。必须加快产业开发、扩大研究领域、推进相关研究，从开始就要抓好“药食同源”标准化和规范化建设。

4. 华仲金叶公司认真学习实践"药食同源"药食两用中药材相关规定

药食两用中药材，是指按照传统既是食品又是中药材的物质，中国《食品安全法》第38条规定："生产经营的食品中不得添加药品，但是可以添加按照传统既是食品又是中药材的物质。按照传统既是食品又是中药材的物质目录由国务院卫生行政部门会同国务院食品药品监督管理部门制定、公布。"

2013—2014年，国家卫生计生委组织专家进行实地调研和反复论证，拟制了《按照传统既是食品又是中药材物质目录管理办法》，并面向社会广泛征求意见（国卫办食品函〔2014〕975号）。该办法规定利用《目录》以外的物质为食品原料从事食品生产经营的，应当按照《新食品原料安全性审查管理办法》有关规定进行安全性审查。

此次征求意见的目录中，药食两用中药品种有101种，涉及动植物基原157个。新目录是在原卫生部原料名单（卫法监发［2002］51号）附件1《既是食品又是药品的物品名单》的基础上，近年来国家卫生计生委（卫生部）依据新资源食品批准品种和《香辛料和调味品标准》（GB/T12729.1—2008），在综合考量下制定出的新名单。

卫生部还批准了一批涉及中药材新的食用部位，具体参见表1。

表1　与中草药有关的新食品原料批准情况

中药名	来源	药用部位	新食品名	来源	食用部位	批准公告
芦荟	库拉索芦荟（*Aloe barbadensis*）	汁液浓缩干燥物	库拉索芦荟凝胶	相同	凝胶	2008年第12号公告
蛹虫草	蛹虫草（*Cordyceps militars*）	菌粉	蛹虫草	相同	子实体	2009年第3号公告 2014年第10号公告
菊苣	菊苣（*Cichorium intybus*）、毛菊苣（*C. glandulosum*）	地上部分或根	菊粉、多聚果糖	菊苣（*C. intybus var. sativm*）	根	2009年第5号公告
杜仲	杜仲（*Eucommia ulmoids*）	树皮、叶	杜仲籽油	相同	种子油	2009年第12号公告

续表

中药名	来源	药用部位	新食品名	来源	食用部位	批准公告
水飞蓟	水飞蓟（*Silybum marianum*）	成熟果实	水飞蓟籽油	相同	种子油	2014年第6号公告
茶油	油茶（*Camellia oleifera*）或小叶油茶	种子油	茶叶籽油	茶（*Came-llia sine-nsis*）	种子油	2009年第18号公告
地龙	参环毛蚓（*Pher－etima aspergillum*）（*E. perrier*）、通俗环毛蚓（*P. vul－garis Chen*）、威廉环毛蚓（*P. guill－elmi*）或栉盲环毛蚓（*P. pectinifera*）					
天山雪莲	天山雪莲（*Saus-surea intolucrata*）	地上部分	雪莲培养物	相同	愈伤组织	2010年第9号公告
牡丹皮	牡丹（*Paeonia suffruticosa*）	根皮	牡丹籽油	丹凤牡丹（*Paeonia ostii*）和紫斑牡丹（*P. rockii*）	籽仁油	2011年第9号公告
罂粟壳	罂粟（*Papaver somniferum*）	成熟果壳	御米油	相同	种子油	2010年第3号公告
乌药	乌药（*Lindera aggregata*）	块根	乌药叶	相同	嫩叶	2012年第19号公告
溪黄草	线纹香茶菜（*Is-odon Iophanthoi－des*）或溪黄草（*Isodon serra*）	全草	狭基线纹香茶菜（*lsodon lo-phanthoides var. gerardi-anus*）		全草（用于茶饮料类）	2013年第4号公告
车前	车前（*Plantago asiatica*）或平车前（*P. depressa*）	全草、种子	圆苞车前子壳	圆苞车前（*Plantago ovata*）	种子外壳	2014年第10号公告
枇杷叶	枇杷（*Eriobotrya japonica*）	叶	枇杷叶	相同	叶	2014年第20号公告
淡竹叶	淡竹叶（*Lopha－therum gracile*）	茎叶	竹叶黄桐	毛环竹（*Phyllosta-chys mey-eri*）	水提物	2014年第20号公告

续表

中药名	来源	药用部位	新食品名	来源	食用部位	批准公告
沙棘	沙棘（*Hippophae rhamnoides*）	成熟果实	沙棘叶	相同	叶	2013 年第 7 号公告
牛蒡子	牛蒡（*Arctium lappa*）	成熟果实	牛蒡根	相同	根	国卫食品函(2013 年) 83 号

从表 1 可知，一些品种属于同一品种的不同部位，如牛蒡、沙棘、乌药、罂粟、水飞蓟、杜仲、菊苣、蛹虫草、芦荟；有些属于不同来源，如天山雪莲；一些是来源、部位等均相同者，如枇杷叶、溪黄草（不苦者作茶饮料）；一些属于名字可能导致混淆者，其基原品种却完全不同者，如牡丹皮与牡丹籽油、地龙—地龙蛋白、茶油与茶叶籽油。生产和使用者应当认真辨别，防止误用。

5. 华仲金叶公司认真学习实践“药食同源”药食两用中药材相关法律

2007 年 7 月，原卫生部依据《食品卫生法》制定公布了《新资源食品管理办法》，并于同年 12 月 1 日起施行。2009 年 6 月《食品安全法》正式实施，根据文件精神，为规范新食品原料安全性评估材料审查工作，国家卫生计生委将原卫生部制定的《新资源食品管理办法》修订为《新食品原料安全性审查管理办法》。该办法进一步明确了研发新食品原料的目的，并考虑到科学技术发展，修改了新食品原料定义、范围，进一步规范了新食品原料应当具有的食品原料属性和特征，避免那些不具备食品原料特征的物品申报新食品原料。

为了更好地保证新食品原料的食用安全性，新增加了申报单位提供由安全性风险评估机构出具的风险性评估意见的要求。

6. “药食同源”产业化产品具有食品和习惯性历史特征，又具有习惯性食疗营养的中药滋补特征

卫生部 2002 年的 51 号文中，依据药物的使用习惯和食用历史，结合科技发展，分为 3 类：

第一类属于“既是食品又是药品的物品名单”；

第二类属于“可用于保健食品的物品名单”；

第三类属于“保健食品禁用物品名单”，2014 年修订了“既是食品又是药品的物品名单”。

新批准的新食品原料中涉及中药者，主要是来自于第二类的品种，第三类的品种原则上不予批准。

来自于第二类且已批准为食品原料的品种参见表 1。

2017—2018 年申报的品种有：三七花、三七茎叶、荒漠肉苁蓉、人参须根（组织培养）、制何首乌（鉴于安全性考虑，暂不批准）等。

“药食同源”目录中在特定地区具有明确食用习惯的品种有：天麻、黄芪、党参、灵芝、人参果、三七须根、五味子、石斛、西洋参、麦门冬、绞股蓝、雪菊等，值得重视研究和开发。

在审评新食品原料时，本着重证据、审安全的评审角度，专家对“在一定地区具有食用习惯的证据”非常重视，如《县志》的记载（是否有 30 年以上的食用历史）、区域省卫计委的食用习惯证明、东南亚等地区或国家的食品许可证据、美国 GRAS 或欧盟批准的证据。在现场考核时，当地的食用习惯、生产规模、食用人群都会涉及，申报者应予以重视。

实践中，亳州华仲金叶医药科技有限公司具备合作研究开发生产国家公布的“药食同源”目录中的物质为原料的系列产品的科研条件，开发食疗产品的临床观察数据分析工作严格严谨，食疗产品值得推广。

分　报　告

中国“药食同源”食疗产品具有战略意义

胡文臻

（该报告根据胡文臻先生在“药食同源”课题小组讨论会议上的讲稿整理）

各位专家、企业家，上午好。

今天召集课题主编核心组成员学习、讨论“药食同源”食疗产品案例、总报告编撰和企业产业化、食疗产品临床观察数据分析报告等文章的规范、严谨组稿问题，核心目标是出版好有创新性、原创性和应用价值的第一期集刊。

通过调研和对数据、资料的分析，我对“药食同源”食疗产品有了新的认识。

“药食同源”食疗产品是食品中的最高级别产品。

“药食同源”食疗产品的食用量是一个国家综合国力的反映。

“药食同源”食疗产品在全世界的销售证明了一个国家的民族强大、人民拥有高水平的身体素质。

“药食同源”食疗产品是一个国家的战略资源。

近年来，随着现代生活节奏的加快，加之环境污染的日益严重，各个国家和地区亚健康和慢性疾病人群数量增多、各种老年病的发病人群年轻化，人们对饮食健康的问题越来越关注，从而导致对带有功能的健康食品需求越来越旺盛。

中国“药食同源”食疗产品是全世界各个国家的理想食品。

由于文化的差异，“药食同源”食品在不同的国家名称不同，欧美称其为“健康食品”、日本称其为“功能食品”。目前，随着人们健康意识的增强，“药食同源”产品不仅在国内有很大的需求，国外的“药食同源”产品也在快速发展当中。

一　中国可能面临的食物危机分析

食品是人类最基本的生活资料。14 亿中国人的食物需求以及饮食结构加快变化，正在改变全球食品资源结构和现代化的粮食、蔬菜种植方式。中国人的饮食习惯已经转入中国式的健康轨道，正在以更具有实践性的方法超越普通美国人的食品结构。中国人以主动的姿态推动所有的生产企业开发高品质产品，基本上远离了在全世界疯狂选购小香肠等不健康食品的时代。

我们根据资料分析来看，中国在发展中国家输出了劳动力、资本，加快合作种植或购买、租赁农田土地种植粮食作物的情况说明，中国目前在世界其他国家建设农作物种植农场和养殖牧场还无法满足人们的生活需求。

目前亚洲、非洲和南美洲的人口均在不断膨胀，预计在未来二三十年内再增加 20 亿人口，他们也将需要更多的食物。

这是摆在中国人面前的严峻的现实问题，是需要加快研究提供对策解决的最为紧迫的研究课题，不能简单地在有钱就能买饭吃的思维中。

粮食问题对任何国家都没有例外，这是世界面临的生存问题，需要每一个人回答，需要数以万计的科研人员拿出解决方案。世界在问怎么办，中国也在寻找更好的解决途径。

中国“药食同源”食疗产品就是最好的中国方案。

因为中国面临粮食危机的状态从未彻底解除，中国在解决食品问题方面，必须拿出非常稳定的方法，否则，中国将可能面临食物危机。

解决问题的中国方案是：抢救传统粮食种子，以高科技手段解决食品可持续健康发展问题。同理，加快抢救中国道地中药材优质品种并开展相关科研工作刻不容缓。

科技经济的核心设计是，加快“药食同源”食疗产品的科研开发和可持续食疗产品项目的工程建设。因为没有时间去扯皮、没有时间去做无用功的事情。一切要加快努力、加快破题，扎实做起。

中国“药食同源”研究集刊，是以集刊形式出版的智库产品，是中国社会科学院的品牌工程。中国社会科学院哲学研究所党委重视以哲学的思考角度研究“药食同源”食疗产品科研和加工生产供应环节，帮助“药食同源”产品企业开发科研产品，与科研单位共同去解决系列食品问题。这是哲学社会科学研究的应用对策课题，也是跨学科研究的关注民生工程的重要食疗工程的技术方案，还是中国人民探索解决食疗健康产品供应和食疗产品短期紧张矛盾的重大研究工程。

中国“药食同源”研究集刊，重点研究的是“药食同源”食疗产品的战略意义；“药食同源”食疗产品规范加工生产的普及与大众健康问题；“药食同源”食疗产品规范化经营；“药食同源”食疗产品提高人体健康指标；加快出台帮助“药食同源”企业科学化生产加工食疗产品指导意见，等等，这些重大应用对策研究课题是我们国家的基础建设工程。

现在来看生我们、养我们的农村大地，有多少 60 岁上下的老人照料着小块农田产出的系列蔬菜瓜果等基础性的食品成果，现在市场中的系列食品品牌金麦郎等，发展到挑战雀巢、达能、伊利等国内龙头企业和国际农产品巨头，中国的农业正在经历着一场大的食品革命，其影响力完全可以影响全球贸易工业革命的发展趋势。

实行改革开放政策，中国开始重建生产体系和发展私营企业的时候。没有污染的食疗产品是这些体系、企业的主要支撑者。改革开放是区域之间繁荣发展，这些改革带来了各类型工厂、投资和出口驱动的经济发展，平原与经济同样面临着翻天覆地的变化。土地政策提高了水稻、小麦等粮食的产量，数百万人跻身中产阶层队伍，他们消费更多的蔬菜和猪肉，并希望享用牛肉、牛奶等过去被认为非常奢侈的食物。

我们大家都记得小的时候，吃鸡鸭、羊肉、猪肉、牛肉等情况，肉是每个小村庄里或者春节期间只会送给长辈的珍贵礼物。谁家里宰猪了，就会请满满一屋子的亲戚和邻居来大吃一顿。

那时候肉在饭桌上太难得一见，现在则太常见了，以至于为了身体健康，人们都想少吃点。

但是中国发展脚步太快也产生了一些问题。大片的良田被工厂侵占；土地被废料或农药污染。从汞超标大米到三聚氰胺奶粉，中国食品几乎成了劣质食品的代名词。

这就是我们要研究解决的重要问题。

如果中国人的食谱都开始向美国人看齐，那么中国能否为其不断增长的人口生产出足够多的安全食品呢？

显而易见的答案是：没有可能性，或者说，没希望。

我们来看一组数据：

平均而言，养活一个美国消费者需要大约1英亩土地。而中国的人均耕地面积仅为0.2英亩左右，其中还包括因污染而退化的土地。

所以，中国政府的重心日益转向农业改革，并且四管齐下：市场控制、提高耕种效率、减少土地流失以及进口食品。这些行动显示了中国高层的高瞻远瞩，而且对于如何行动均有具体的行动方案。

对于每一个产业，科技都是关键。中国正在向食品、水源、水利、种子、机器人和数据科学领域投入几十亿资金，以修复农业领域中遭到的一些人为破坏，发展可持续、健康的林业农业农场。

中国需要从各个方面加快调整、迅速取得成功，因为过去10年赖以提高国内产量的主要调控措施正在产生正向和负向两个方面的作用，其中以农产品作物来说，农药的残留问题始终没有得到根本解决，中国的农业粮食专家学者在寻求更加安全的农产品生产技术突破，中国的哲学社会科学工作者也在积极调研寻求彻底解决污染的实验方法，这些技术活动的目标只有一个，就是要从社会生活与生存安全的角度来学习实践马克思主义，而不是以抽象思维的教条主义或者经验主义来总结科学规律。

调研中存在这样的实际情况：

中国一些生产粮食区域，将水稻、玉米和小麦等主食能够自给自足定为目标。为了确保农民种植这些作物，政府设置了最低收购价格，然后把收购上来的多余粮食存放在政府粮仓里。

农民对此的反应是，在自家的小块耕地里大量使用化肥和杀虫剂增产，导致政府粮仓爆满。

2016年国家粮食储备总量估计超过了6亿吨，足以保障一年多的供应。其中大约一半是玉米，而政府为了避免玉米因久存腐烂而努力抛售，采取相关办法推动各省把玉米变成发动机燃料。

“过去，为解决农产品总量不足的矛盾，我们拼资源拼环境，化肥农药等猛往里投”，中央农村工作领导小组办公室副主任韩俊曾在《人民日报》上撰文，“迫切需要把增加绿色优质农产品和农业生态服务供给放在更加突出的位置”。首先，中国需要保护其并不算多的耕地。

根据联合国粮农组织和经济合作与发展组织（OECD）的报告，中国在1997—2008年失去了6.2%的耕地。

而且地方政府还在希望继续征地，用于开发利润更加丰厚的房地产项目。对于土地，中国政府明确不能越过耕地红线，农业部绝对不会将可耕地放在短期的迷幻人们双眼的房地产经济方面，浪费生存资源。

官方数据显示，自中国2007年宣布“确保18亿亩耕地”政策规定以来，耕地流失速度有所下降。但是多年来依靠卖地来筹集促进经济增长所需资金的地方政府，可以通过各种方法来绕过限制条件，例如，把荒山荒坡、滩涂河沟、犄角旮旯的小土地算入耕地，或者把城市区域中的部分滩涂区域重新划分为农田。令人担忧的是，在进行大面积调查时，发现中国剩余耕地中还有20%被严重污染。

政府在2014年研究发现，中国部分蔬菜种植地含有镉之类的重金属，一系列类似的骇人含毒食品事件让公众对国产食品保持警惕。这些年来，中国国内电视台和社交媒体曝光的诸多食品安全丑闻助长了公众的恐慌情绪。

“相比10年之前，中国人现在对食品安全问题的意识强多了”，英国萨塞克斯大学（University of Sussex）的中国环境和农业研究员Sam Geall称，“他们现在更关注自己吃的东西从哪里来，而且往往愿意为食品安全支付更高的价格”。

中国农业科学院农业经济与发展研究所报告指出，中国需要进口食品，因其有限的土地无法什么都生产；中国的目标是主食能够自给自足，其他的都根据市场需求进口。

中国 2016 年进口了 1.06 亿吨谷物和大豆。

但是几十个南半球国家人口的爆炸式增长，令中国面临着越来越严峻的竞争。根据 Demographia 的预测，到 2050 年，全球前 20 座大城市将有 14 座来自亚洲和非洲——雅加达、马尼拉、卡拉奇、金沙萨和拉各斯将加入东京、上海和孟买的行列。

根据联合国的报告，届时地球或将拥有多达 97 亿人口。据粮农组织估计，考虑到饮食习惯的改变，全球食物产量需要在 2009 年的水平上提高 70%。

未来可能发生什么？世界在 10 年前就有所体会：当时农作物歉收和生物燃料的迅速运用导致了全球性粮食危机，许多发展中国家因为粮价上涨而发生了动乱。

研究资料显示，中国企业在莫桑比克等国家买下或租赁土地以保障粮食供应，这种行动背后离不开上述原因。然而中国政府支持的许多项目，其更重要目的是增加贫困国农业产量，加强中国的全球影响力，而非只是为中国超市增加供应。

但是多数中国农场的规模都比这要小得多。南京农业大学国际食品与农业经济研究中心主任钟甫宁称，中国 2.6 亿农户耕种 1.2 亿公顷农田，户均耕地面积还不到半公顷。

过去一段时间，放宽了对公司收购更大面积土地的限制，但是政府依然对会影响庞大农村人口的变化保持警惕。

就算农场平均面积为 13 公顷，中国也要不了 1000 万家庭种地。

如果其他农民不种地了，怎么在城里找工作呢？大型、高科技农场的发展可能非常迟钝。

中国国内正在为绿色革命而努力，企业家们对有望改变中国面貌的新科技张开双臂，其中，国家林业与草原局科技人员研究经济林产业，特别是杜仲资源的能源型经济培育，在全国进行 5000 万亩实验种植，产出 120 万吨橡胶、50 万吨油料，是这场绿色革命中的一次积极的尝试。

杜仲苗木艺术产品开始安装在室内墙壁、围墙、公园围栏上。杜仲产业化资源产品适合各个行业的人群缓解身体不适和强筋壮骨使用。

中国实验多种种菜的技术方式，尽管也许无法满足人们对有机蔬菜的需求，也无法改变中国人均耕地不足的现状，但是，它能够基本满足部分城市人对于种植的需求。

外国人对中国人的评价是：中国人对于土地有种特别的眷恋，因为几千年以来，这个国家的人就是以农业作为生存的基础，但是现在，城市化的扩张，已令许许多多的中国人从地面小院搬到了高楼，不过他们依然保留着对种植的渴望，那些年轻的父母们，也希望自己的小孩能通过种植，学习到更多有关植物的知识，阳台种植似乎是都市人不错的选择。

食物危机的阴影依然存在，中国的相关企业已经在积极行动，积极储备粮食、积极培育能源型经济作物已经成为国家发展经济的核心利益，已经刻不容缓，中国人非常明白任重道远的意义。

绿色生存革命和粮食生态化需要每个公民的参与支持！

根据相关数据统计，2004 年全球的“药食同源”食品产值达到 476 亿美元，其中美国以占全球功能性食品市场 50% 以上的比重，成为世界最大的功能性食品生产地，并与欧洲、日本共同瓜分了 90% 以上的全球市场。

美国是功能性食品市场发展最为重要和竞争激烈的地区，占有全球“药食同源”产品市场 50% 以上的份额，并且在本土的食品市场中占有 2% 左右的份额。

日本可以说是现代功能性食品的起源地。1984 年，日本教育科学文化主管部门于“食品功能系统分析与发展”会议上，首次正式地提出了“功能食品”的概念。到目前为止，日本已有 300 多家从事功能食品研发的企业。

欧洲的药食同源食品主要集中在奶制品方面。

我国保健食品市场在 2001—2003 年经历了一场低谷后，年销量开始大幅度增长。2010 年，是进入 21 世纪后保健食品企业增长最快的一年，增速超过了 20% 。

21 世纪初，我国比较规范的保健食品厂家有 4000 多家，年产值

1000 亿元以上。但是在这 4000 多家企业中，2/3 以上属于中小企业，上市公司不过 6 家，年销售额达到 1 亿元的不过 18 家，且大多数功能产品集中在免疫调节、抗疲劳和调节血脂上，导致企业间竞争加剧。

加之国外知名的保健品涌入瓜分中国市场，特别是近几年来，人们对外国品牌的追求超过本土功能产品，其更是以每年 12% 的增长速度在中国市场飞速发展。从以上数据可以看出，我国的保健品市场发展空间很大，“药食同源”产业的发展面临着很多机遇，当然还有非常多的挑战。

从“药食同源”食品需求的增长中，有些人开始联想到，这些“药食同源”食品是否也可以应用在养殖业上，让肉类更加健康与安全，口感与品质更好。国内一些企业开始探索利用“药食同源”的养生理论改善畜禽养殖的方法和产品品质。

二 中国民间习惯性“药食同源”食疗产品被国外推向高级营养食品地位，有的成了品牌

“药食同源”是中国历史最悠久的食品健康概念和食疗产品汇总的总称。中国周边地区早在 2000 多年前就开始重视中国的汉方济产品，最出名的是“中原大地盛行不衰的胡辣汤”。

以胡辣汤为典型代表的民间习惯性产品就是延续至今仍然颇受人们欢迎的“药食同源”产品，也被称作特色产品、健康食品、功能食品。

“药食同源”的理论其实久已有之，在古代的中国，《黄帝内经》里就已写道：“空腹食之为食物，患者食之为药物。”反映出“药食同源”的思想。

中国具有 5000 多年人类生存发展的文明历史，进入现代社会，在国家高度重视下，生物科技迅速发展，与此同步发展的“药食同源”健康理念与实现科技成果转化、满足世界需求等时间空间的战略形态是一致的。国家层面更多通过哲学社会科学研究应用对策成果，来说明“药食同源”食疗产品在中国新时代发展过程中的历史地位，

来证明“药食同源”产品食疗效果在中国发展过程中的重要性，来进一步验证“药食同源”食疗产品对中国全面发展的健康保障作用和安全、有效、食用方便的永久产业定位。开发出更多针对“健康”、富有“功能”的食品是现代企业家们的历史责任。

2018年，在我国卫健委征求意见的最新版“药食同源”目录名单中，既是食品又是药品的物品已经达到了110种之多。市场上已经有许多遵循“药食同源”理论开发的食品，有不少还是家喻户晓的品牌。

亳州华仲金叶医药科技有限公司开发生产“杜仲雄花面”“杜仲叶面”“黄芪汤面”等系列食疗产品，其中杜仲雄花生长在中国22个省的山区，野生杜仲雄花花期只有3—5天。经过科学研究和药理、毒理实验，证明无毒性。

杜仲自古从医病而著称。早在2000多年前，我国第一部医学专著《神农本草经》就记载了杜仲的功效，称“杜仲味辛平”，主治“腰脊痛、补中，益精气，坚筋骨，强志，除阴下痒湿，小便余沥。久服轻身耐老”，并把杜仲列为上品。

《本草纲目》和我国另一部医学名著《本草备要》对杜仲的功效都作了详细阐述：杜仲色紫，味甘而辛，其性温平，甘温能补，微辛能润，故能入肝而补肾。盖肝主筋，肾主骨，肾充则骨强，肝充则筋健，能使筋骨相著。治腰膝酸痛，胎动不安等症。

亳州华仲金叶医药科技有限公司开发生产的“杜仲雄花面”“杜仲叶面”已经完成了食品生产许可制度的全部检验程序，通过了两年的民间、临床观察，受到大众接受和市场欢迎。

亳州华仲金叶医药科技有限公司积极向中国社会科学院社会发展研究中心建议申请立项，合作研究中国“药食同源”食疗产品，以集刊方式进行具有权威性的研究和管理。经过双方共同调研和企业出资研究，我们进行了前期充分论证，申请中国社会科学院哲学研究所批准，与中国社会科学出版社联合评审立项，推出健康研究集刊系列出版成果。

集刊以哲学与“药食同源”研究为方向，研究社会问题、食品安全问题，开展应用对策研究，为党中央、国务院提供科学研究食疗产品的决策咨询报告，完全符合目前的形势需要。

与亳州华仲金叶医药科技有限公司合作研究，要有创新性地在部分省市县（区）乡村医院合作建设营养科，进行食用食疗产品临床观察，在全国医院系统提倡开设“药食同源”食疗营养科，推动中国“药食同源”食疗产品在医院实现规范化、临床化、应用化，起到正确引导作用。

哲学与“药食同源”研究是一件具有战略意义、可持续发展的有利于民生工程建设的创新性研究工作。

通过以亳州华仲金叶医药科技有限公司生产的“黄芪汤面”“杜仲雄花面”“杜仲叶面”等系列汤面食品为基础产品的食疗产业连锁经营模式和方案的运行，研究科学化、规范化管理食品产业安全体系的建设问题。

通过亳州华仲金叶医药科技有限公司生产的“药食同源”食疗产品，合作研究推出 28 条遵守食品安全法、进行“药食同源”食疗产品加工的条例，以满足食疗企业规范生产标准化加工需求。

中国“药食同源”研究集刊，每年集中推出具有代表性的地方政府支持发展企业及其生产的“药食同源”系列产品，严格按照规范评审程序进行合作研究与推荐。

中国“药食同源”研究集刊，是从社会科学研究角度关注“药食同源”产业化问题的应用对策性的研究集刊。其中，医疗卫生方面的专业知识、论文、研究成果与相关研究占集刊的 20% 版面，以中药材、中药开发、“药食同源”产品分析报告、中草药基地建设总报告占集刊的 20% 版面；60% 版面介绍“药食同源”产业化中国企业案例、世界发展趋势、现状分析研究，以及大量医院临床观察案例、食品安全法规知识、企业创新案例等，通过对“药食同源”科研产品进行数据分析，以科研产品试验资料、企业产品生产过程、工艺技术等数据来分析研究食品管理等方面的政策性调整，以帮助“药食同源”企业快速健康成长为主要研究方向，为党中央、国务院提供决策信息报告。

每期集刊发布后，由工作人员以邮政快递方式主送各合作研究单位、相关省委省政府领导、省级政府参事室、政策研究室，相关国务院部委、科研部门领导专家审阅。

如何引导14亿人民食用健康的食疗产品；如何使中国快速进入“药食同源”产业化健康轨道；研究帮助政府、科研单位、医疗机构、企业研究开发“药食同源”系列产品，做好临床观察和医院营养科建设工作；如何帮助企业进行科技成果的转化等研究课题，既是哲学社会科学长期研究关注的重大国情调研项目，也是具有紧迫性、战略性、国计民生性的重大建设工程项目的重大课题，同时还是必须引起全社会、政府、科研单位、医疗单位、企业高度重视的战略性食品开发建设长期工程。

“药食同源”食疗产品临床观察分析总结报告

陈侃　孙多龙

检验“杜仲叶面”食疗效果，需要通过严格的医院临床观察进行，亳州华仲金叶医药科技有限公司与安徽省蒙城县第二人民医院等19家医院以及部分乡镇医疗单位合作完成600例“药食同源”“杜仲叶面”食疗实例临床观察。

亳州华仲金叶医药科技有限公司与安徽省蒙城县第二人民医院合作完成的200例食疗“杜仲叶面”改善肠胃疾患等8种类型症状的有效观察实例进行的统计分析，是在医生指导下，自愿接受组、食疗观察组的创新观察方法结合盲法进行的临床观察的实验成果。

临床观察实验组组长：

陈侃，主任，副教授，蒙城县第二人民医院消化科主任。

实验医疗人员：

赵琳，副主任，技师，蒙城县第二人民医院内科副主任医师；

李强，助理，蒙城县第二人民医院实习医生；

孙多龙，工程师，亳州华仲金叶医药科技有限公司董事长；

医院其他医疗人员23名，医药企业人员11名，课题组专家9名。

临床观察实验材料：

亳州华仲金叶医药科技有限公司（具备国家药品食品监督局核发生产许可证加工生产“药食同源”目录范围系列产品资质）负责提供本企业开发生产的“杜仲叶面”食疗产品1000批次，满足安徽省蒙城县第二人民医院等19家医疗单位临床观察食疗食用。

合作研究课题延伸指导政策：

《中华人民共和国食品安全法》；国家卫生部、食品药品监督管理局、国家卫计委等部门核准“药食同源”目录产品指南；亳州华仲金叶医药科技有限公司申请上报国家卫计委司局报告；党的十九大文件；国务院系列发展食品工业、医疗工业、中药“药食同源”产业化等系列政策文件；亳州市“十三五”规划，加快发展中草药产业化政策等。

临床观察起止时间：

亳州华仲金叶医药科技有限公司与安徽省蒙城县第二人民医院开展“杜仲叶面”等系列“药食同源”产业化产品临床观察工作，按照亳州华仲金叶医药科技有限公司实际需要，自2018年12月1日开始长期开展临床观察工作，按照需要观察例数进行严格实验，暂没有截止时间。

亳州华仲金叶医药科技有限公司与安徽省蒙城县第二人民医院开展“杜仲叶面”临床观察等成果刊发在中国“药食同源”研究集刊上。

本组别临床观察医院：

安徽省蒙城县第二人民医院（三级甲等），满足国家科研工作和科学实验、临床观察标准条件与环境要求。

第一组别100例：

自愿接受组试验组病种包括“胃十二指肠溃疡9例、慢性胃炎5例、胃肠不适19例、便秘5例、胃胀20例、胃酸16例、经常肚胀气23例、疲劳无力3例”共100例；食疗观察组对照组包括“胃十二指肠溃疡9例、慢性胃炎5例、胃肠不适19例、便秘5例、胃胀20例、胃酸16例、经常肚胀气23例、疲劳无力3例”共100例，一个食疗疗程有效率达到91%以上。

第二组别80例：

自愿接受组试验组包括“胃十二指肠溃疡5例、慢性胃炎6例、胃肠不适9例、便秘4例、胃胀17例、胃酸20例、经常肚胀气13例、疲劳无力6例”共80例；食疗观察组对照组包括“胃十二指肠溃疡5例、慢性胃炎6例、胃肠不适9例、便秘4例、胃胀17例、胃酸20例、经常肚胀气13例、疲劳无力6例”共80例，一个食疗疗程有效率达到96%以上。另20例不同症状者表示有效，但不列入统计。

一 临床观察疗效报告

（一）食疗产品来源

亳州华仲金叶医药科技有限公司提供有质量保证的“杜仲叶面”200例以上观察批次（满足食品企业加工资格和生产条件，附营业执照）。

(二) 病例来源

蒙城县第二人民医院选择门诊患者200例，均符合食疗病例特征，纳入医生指导下临床观察数据记录和治疗（食疗）观察记录。

(三) 食疗治理病种

胃十二指肠溃疡、慢性胃炎、胃肠不适、便秘、胃胀、胃酸、经常肚胀气、疲劳无力等身体不适症状，并不限于这些病种。

（四）病例选择

见200例临床观察资料，资料为企业与医院共享。

1. 临床观察标准

依据双方对“药食同源”“杜仲叶面”习惯性和科研性食疗认识意见（委托约定）；国家卫计委公布“药食同源”目录标准和食疗产品加工企业标准；“杜仲叶面”知识产权技术；《中华人民共和国食品安全法》规定；“杜仲叶面”生产技术标准；蒙城县第二人民医院为国家三级医院，具备临床观察食疗产品、向所在地区以及周边辐射区域提供高水平医疗卫生服务和执行高等教育、科研任务的资格条件，具备进行临床观察合作的医院资质，具备甲等资质。

本临床观察200例，由蒙城县第二人民医院妇产科组织实施观察。第一批次100例临床观察见表2、3、4；第二批次100例中80例临床观察见表5、6、7。

2. “杜仲叶面”临床观察评分标准

第一组别临床观察100例，91%有效。

（1）胃十二指肠溃疡：有效率89%。

（2）慢性胃炎：有效率100%。

（3）胃肠不适：有效率95%。

（4）便秘：有效率100%。

（5）胃胀：有效率95%。

（6）胃酸：有效率94%。

（7）经常肚胀气：有效率78%。

（8）疲劳无力：有效率100%。

总有效率91%以上，符合食疗产品有效、显著效果、安全有效率标准。

第二组别临床观察80例；其中其他症状20例，不在分析范围内。按照80例进行分析总结。

（1）胃十二指肠溃疡：有效率100%。

（2）慢性胃炎：有效率100%。

（3）胃肠不适：有效率88%。

（4）便秘：有效率100%。

（5）胃胀：有效率94%。

（6）胃酸：有效率95%。

（7）经常肚胀气：有效率100%。

（8）疲劳无力：有效率100%。

总有效率96%以上，符合食疗产品有效、显著效果、安全有效率标准。

3. 临床观察食疗显著效果分析

全部参与临床观察的患者均执行"杜仲叶面"食疗显著饮食标准：在医生指导下采取自愿观察食疗，结合症状情况选择食疗标准（2两一次饮食、3两一次饮食，一个疗程观察），符合以上急、慢性观察症状的食疗诊断，并取得了显著食疗效果，建议将亳州华仲金叶医药科技有限公司生产的品牌产品"杜仲叶面"病例观察显著成果实例，推广应用，纳入"药食同源"医院推荐使用产品。

4. 临床观察建议排除选择食疗"杜仲叶面"人群（标准）

（1）年龄在14岁以下。

（2）妊娠或哺乳期妇女。

（3）对“杜仲叶面”食疗过敏者，必须咨询医生。

（4）对合并有心血管、肝、肾和血液系统等严重原发疾病患者，90 岁以上老年人必须有医生处方。

（5）各类出血性患者。

（6）精神病患者。

经过临床观察，以上 6 种人群不适合食用“杜仲叶面”产品，必须排除食用该项产品。

临床观察的 8 种类型症状患者完全可以利用亳州华仲金叶医药科技有限公司生产的品牌产品“杜仲叶面”产品进行食疗，建议纳入“药食同源”临床观察安全标准。

凡未使用亳州华仲金叶医药科技有限公司生产的品牌产品“杜仲叶面”产品、食用假冒伪劣产品、没有在医院医生指导下进行食疗、没有通过亳州华仲金叶医药科技有限公司正式合法渠道购买产品，或者未按观察要求规定在医生指导下食疗 7 天一个疗程的，均视为个人行为，责任自负。

本项目合作临床观察 200 例，临床观察过程中均没有出现不适，无法判断疗效或资料不全等影响疗效或安全性判断者。

二 “杜仲叶面”临床观察试验方法

（一）临床观察病例来源

符合合作临床观察标准、自愿纳入“杜仲叶面”观察的门诊患者，按要求严格填写“临床观察表”，试验中控制可变因素，在医生指导下食疗（期间不用药物治疗），以保证食疗试验的可比性和显著效果性。参见临床观察表（问卷）内容。

（二）临床观察期间以食疗治理疾病的盲法选择及实施

经过亳州华仲金叶医药科技有限公司与蒙城县第二人民医院临床观察“杜仲叶面”组讨论，决定采用单盲观察方案，对 200 个病例采用完全随机分组法。

（三）单盲临床试验

研究者知道"杜仲叶面"食疗的具体内容，而患者不知道所接受治疗的真实内容。该方法有利于保证患者在临床试验过程中的安全性，但不能避免研究者在实施治疗方案和评定疗效时的偏倚。

采用盲法原则对"杜仲叶面"疗效进行临床观察是课题组在临床试验中的创新（未经本课题组同意，使用本资料方法进行累次、类似"杜仲叶面"食疗效果临床观察者或者数据者一律追究法律责任），采用盲法原则是可以减少临床观察中偏倚的一种有效方法。

（四）"杜仲叶面"临床观察疗效评价

参见"杜仲叶面"临床观察原始记录资料；表1为临床观察实例名单。（根据患者要求，隐去真实姓名等基本信息，符合临床观察需要资料标准）

表1　**"杜仲叶面"临床观察实例名单（200例）**　2019年1—5月

序号	年龄	性别	职业	观察前病症	临床观察食疗后改善情况	备注
1	33	女	无	消化不良	有所好转	
2	66	女	退休	排便不畅	明显好转	
3	36	女	职工	尿频尿急	明显好转	
4	28	女	职工	四肢发麻	有所好转	
5	69	女	保洁员	轻微胃痛	明显好转	
6	39	女	医生	精神焦虑	好转	
7	29	女	教师	轻微胸闷	好转	
8	33	女	护士	痛经	好转	
9	69	女	工人	排便不畅	明显好转	
10	70	女	退休	轻微胃痛	有所改善	
11	58	女	退休	消化不良	明显好转	
12	34	女	主任	肠胃不适	有所改善	
13	28	女	护士	暖气反应	明显好转	
14	20	女	无	消化不良	有所改善	
15	35	女	护士	轻微胸闷	好转	
16	32	女	护士	小便微黄	好转	
17	46	男	保洁	消化不良	明显好转	

续表

序号	年龄	性别	职业	观察前病症	临床观察食疗后改善情况	备注
18	56	女	无	高血压	轻微改善	
19	26	女	护士	痛经	轻微改善	
20	41	女	护士	消化不良	有所改善	
21	42	女	医生	排便不畅	明显改善	
22	46	女	无	胃酸	明显改善	
23	32	女	无	消化不良	有所改善	
24	66	女	无	高血压	轻微改善	
25	54	男	医生	消化不良	明显改善	
26	39	女	无	胃酸胀气	明显改善	
27	32	女	无	痛经	轻微改善	
28	36	女	护士	消化不良	明显好转	
29	46	女	护士长	胃酸胃胀	明显好转	
30	73	男	务农	高血压	轻微改善	
31	40	女	护士	痛经	轻微改善	
32	46	女	无	排便不畅	明显改善	
33	26	女	无	胃酸	轻微改善	
34	25	女	无	消化不良	明显改善	
35	45	男	医生	排便不畅	明显改善	
36	40	男	无	胃胀	有所改善	
37	41	男	无	胸闷	有所改善	
38	39	男	无	胃酸	明显改善	
39	42	男	无	胃胀	明显改善	
40	36	男	销售员	消化不良	有所改善	
41	67	女	无	高血压	轻微改善	
42	16	男	学生	排便不畅	明显改善	
43	52	男	财务	消化不良	明显改善	
44	43	男	无	胃胀	有所改善	
45	47	男	管理员	消化不良	明显好转	
46	45	女	务农	胃胀反酸	有所改善	
47	28	男	会计	胃胀	明显改善	
48	50	男	无	排便不畅	有所改善	
49	34	男	务农	消化不良	明显改善	
50	30	男	工人	胃胀	有所改善	
51	52	男	会计	消化不良	明显好转	

续表

序号	年龄	性别	职业	观察前病症	临床观察食疗后改善情况	备注
52	49	男	无	胃胀胃酸	明显改善	
53	51	男	无	排便不畅	好转	
54	46	男	会计	胸闷	明显好转	
55	43	男	会计	胃胀胃酸	有所好转	
56	45	男	无	消化不良	明显好转	
57	58	男	无	高血压	轻微好转	
58	52	男	无	排便不畅	明显好转	
59	66	男	无	高血压	轻微稳定	
60	40	男	无	消化不良	明显好转	
61	47	男	无	胃胀胃酸	明显改善	
62	54	男	校长	胃酸	明显好转	
63	28	男	自由职业	排便不畅	明显好转	
64	58	女	无	胃胀胃酸	明显改善	
65	76	男	护士	胃胀胃酸	有所好转	
66	61	男	退休	排便不畅	明显改善	
67	45	男	无	胃胀胃酸	有所改善	
68	71	男	医生	排便不畅	明显好转	
69	35	男	自由	胃胀胃酸	明显改善	
70	36	男	无	排便不畅	明显好转	
71	40	男	无	消化不良	有所好转	
72	42	男	无	胃胀胃酸	明显好转	
73	63	男	无	排便不畅	有所好转	
74	31	男	保险人员	胃胀胃酸	明显好转	
75	29	男	无	消化不良	有所改善	
76	42	男	无	排便不畅	明显好转	
77	43	男	会计	胃胀胃酸	有所改善	
78	41	男	会计	消化不良	明显好转	
79	38	男	会计	排便不畅	有所好转	
80	41	男	无	胃胀胃酸	明显改善	
81	58	男	无	排便不畅	有所好转	
82	68	男	会计	消化不良	明显好转	
83	61	男	教师	胃胀胃酸	有所好转	
84	41	男	无	排便不畅	明显好转	
85	58	男	无	胃胀胃酸	有所好转	

续表

序号	年龄	性别	职业	观察前病症	临床观察食疗后改善情况	备注
86	59	女	公务员	胃胀胃酸	明显好转	
87	64	男	教师	排便不畅	明显好转	
88	51	男	医生	胸闷	明显好转	
89	45	男	教师	消化不良	明显好转	
90	31	男	无	胃胀胃酸	有所好转	
91	35	男	司机	腰酸胃胀	明显改善	
92	25	男	无	消化不良	有所改善	
93	25	女	护士	胸闷	有所好转	
94	45	男	教师	胃酸胃胀	明显改善	
95	29	女	护士	消化不良	有明显好转	
96	56	女	退休	排便不畅	明显好转	
97	47	男	个体	胃胀胃酸	有明显好转	
98	32	女	工人	消化不良	明显好转	
99	27	女	个体	胸闷	明显改善	
100	45	女	无	排便不畅	有所好转	
101	24	女	务农	胃胀	明显好转	
102	41	男	无	消化不良	明显好转	
103	35	女	无	肠胃不适	好转	
104	49	女	护士	慢性胃炎	有所好转	
105	26	女	护士	胃胀	明显改善	
106	31	女	无	胃胀	明显改善	
107	55	女	医生	疲劳无力	有所好转	
108	30	女	无	便秘	明显好转	
109	35	女	无	肚胀气	明显好转	
110	74	男	退休	便秘	有所好转	
111	57	男	无	胃胀	明显好转	
112	38	男	无	胃胀气	有所好转	
113	37	男	医生	疲劳无力	明显改善	
114	28	女	无	胃胀气	明显好转	
115	30	女	无	慢性胃炎	有所好转	
116	43	男	无	肠胃不适	明显改善	
117	80	女	无	便秘	有所好转	
118	33	女	无	疲劳无力	明显好转	
119	55	女	无	便秘	明显好转	

续表

序号	年龄	性别	职业	观察前病症	临床观察食疗后改善情况	备注
120	30	女	护士	胃胀	明显改善	
121	65	女	无	便秘	有所好转	
122	19	女	学生	胀气	明显好转	
123	62	女	无	便秘	有所好转	
124	42	女	保洁	胃胀	明显改善	
125	48	女	无	胃酸	有所改善	
126	31	女	无	肠胃不适	明显好转	
127	41	女	无	胃胀	有所好转	
128	29	女	无	胃酸	明显好转	
129	54	女	务农	胃胀	有所好转	
130	29	女	无	便秘	有所好转	
131	35	女	无	胃胀	有所改善	
132	32	女	护士	胃酸	明显改善	
133	31	女	事业单位	慢性胃炎	有所好转	
134	29	女	护士	胃胀	明显好转	
135	27	女	助产师	疲劳无力	有所好转	
136	30	女	护士	慢性胃炎	明显好转	
137	31	女	教师	疲劳无力	明显好转	
138	28	女	护士	慢性胃炎	有所好转	
139	70	女	医生	便秘	明显改善	
140	39	女	医生	胃胀	有所好转	
141	31	女	事业单位	胃酸	明显好转	
142	31	女	事业单位	慢性胃炎	有所好转	
143	45	女	无	胃胀不适	明显改善	
144	21	女	无	疲劳无力	明显好转	
145	45	男	教师	疲劳无力	有所好转	
146	40	男	医生	胃胀	明显好转	
147	38	女	医生	胃酸	有所改善	
148	17	女	学生	疲劳无力	明显改善	
149	30	女	护师	慢性胃炎	有所改善	
150	11	男	学生	疲劳无力	明显改善	
151	40	男	无	胃胀	有所改善	
152	49	女	护士	慢性胃	有所好转	
153	28	女	无	胃胀不适	明显好转	

续表

序号	年龄	性别	职业	观察前病症	临床观察食疗后改善情况	备注
154	29	女	护士	慢性胃炎	有所改善	
155	30	女	医生	便秘	明显改善	
156	35	女	护士	胃胀	有所好转	
157	31	女	护士	胃胀	有所好转	
158	50	女	无	慢性胃炎	明显改善	
159	25	男	无	胃溃疡	明显好转	
160	33	女	护士	肚胀气	有所好转	
161	24	女	护士	胃溃疡	明显好转	
162	39	女	无	胀气	有所好转	
163	31	女	无	胃溃疡	明显好转	
164	30	女	无	胃胀	有所改善	
165	25	女	护士	胃酸	明显改善	
166	37	女	无	慢性胃炎	有所好转	
167	28	女	教师	胃溃疡	明显好转	
168	23	女	护士	胃胀	明显好转	
169	23	女	护士	胃酸	有所好转	
170	26	男	工人	慢性胃炎	明显好转	
171	55	女	无	胃胀	好转	
172	23	女	护士	胃酸	明显好转	
173	46	女	护士	胃溃疡	明显改善	
174	42	女	职员	胃溃疡	有所好转	
175	29	女	无	胃胀	明显好转	
176	41	女	无	胃溃疡	有所改善	
177	28	女	护士	胃胀	有所好转	
178	41	男	无	胃溃疡	明显好转	
179	41	男	公务员	慢性胃炎	明显好转	
180	19	男	学生	胃胀	有所好转	
181	14	男	学生	胃胀	明显好转	
182	20	男	学生	胃胀	明显好转	
183	23	女	护士	胃酸	有所好转	
184	34	女	护士	胃溃疡	明显好转	
185	22	女	护士	胃胀	明显改善	
186	19	女	护士	胃酸	好转	
187	74	女	无	胃溃疡	明显改善	

续表

序号	年龄	性别	职业	观察前病症	临床观察食疗后改善情况	备注
188	27	女	护士	胃酸	好转	
189	20	女	医生	胃胀	明显好转	
190	22	女	护士	胃胀	有所改善	
191	19	女	学生	胃酸	好转	
192	40	女	护师	胃溃疡	明显改善	
193	12	男	学生	胃胀	好转	
194	46	男	工人	胃溃疡	有所好转	
195	22	女	无	胃胀	明显好转	
196	51	女	经理	胃酸	明显好转	
197	44	女	员工	胃胀	明显好转	
198	30	女	员工	胃酸	有所好转	
199	27	男	经理	胃溃疡	明显改善	
200	54	男	公务员	胃溃疡	明显好转	

注：有些病症不在临床总结分类标准中，患者自述有改善、有效，课题组未采纳。

三　“杜仲叶面”食疗效果显著

（一）分组临床观察总体食疗效果对比

1. 第一组100例

表2　　100例“杜仲叶面”临床观察与持续效果　　2019年5月

临床观察病种	临床观察实例例数	食疗有效实例数（%）	食疗起效时间			维持时间			
			3	4	6	4	5	6	7天以上
胃十二指肠溃疡	9	8（89%）	2	3	3	0	4	2	2
慢性胃炎	5	5（100%）	0	2	3	0	2	1	2
胃肠不适	19	18（95%）	4	5	9	3	7	4	4
便秘	5	5（100%）	1	3	1	2	0	1	2
胃胀	20	19（95%）	7	7	5	4	5	8	2
胃酸	16	15（94%）	3	5	7	3	4	3	5
经常肚胀气	23	18（78%）	6	4	8	4	3	6	5
疲劳无力	3	3（100%）	1	1	1	0	2	0	1
总数	100	91（%）以上							

表3　　“杜仲叶面”临床观察总实例数

医院医师指导下“杜仲叶面”“临床观察”食疗疗效					
	总实例数	显效	有效	无效	有效率（%）
自愿接受组（数）	100	82	18	0	100
食疗观察组（数）	100	82	18	0	100

表4　　“杜仲叶面”临床观察医师情况

（医师）姓名	职　务	职　称	所在科室
陈侃	主任	副教授	消化科
赵琳	副主任	技师	内科
李强	助理	实习医生	外科

2. 第二组100（80）例

表5　　100例“杜仲叶面”临床观察与持续效果　　2019年5月

临床观察病　种	临床观察实例例数	食疗有效实例数（%）	食疗起效时间			维持时间			
			3	4	6	4	5	6	7天以上
胃十二指肠溃疡	5	5（100%）	1	2	2	0	1	2	2
慢性胃炎	6	6（100%）	2	3	1	1	2	2	1
胃肠不适	9	8（88%）	3	4	1	1	2	4	1
便秘	4	4（100%）	0	2	2	1	1	1	1
胃胀	17	16（94%）	3	7	6	2	1	7	6
胃酸	20	19（95%）	6	4	9	5	4	3	7
经常肚胀气	13	13（100%）	5	2	6	2	5	3	3
疲劳无力	6	6（100%）	1	2	3	0	2	1	3
总数	80	96（%）以上							

表6　　“杜仲叶面”临床观察总实例数　　2019年5月

医院医师指导下“杜仲叶面”“临床观察”食疗疗效					
	总实例数	显效	有效	无效	有效率（%）
自愿接受组（数）	80	66	14	0	100
食疗观察组（数）	80	66	14	0	100

表 7　　“杜仲叶面”临床观察医师情况

临床试验人员（医师）姓名	职　务	职　称	所在科室
陈侃	主任	副教授	消化科
赵琳	副主任	技师	内科
李强	助理	实习医生	外科

本组有效统计为前述 80 例。本组 100 例中，有尿频尿急 1 例，四肢发麻 1 例，胃痛 2 例，精神焦虑 1 例，胸闷 6 例，痛经 4 例，小便微黄 1 例，高血压 6 例，共计 20 例，“杜仲叶面”食疗临床观察中，症状患者反映有显著效果。由于临床观察组数低于 8 例，不作为本次统计。建议进一步对这些症状进行临床观察。

本组 100 例统计分析总结期间，陆续有 160 多例不同症状患者在蒙城县第二人民医院相关科室咨询了解“杜仲叶面”食疗效果情况。

（二）“杜仲叶面”食疗产品安全性分析

对“杜仲叶面”食疗效果的临床观察，是在人们习惯性食疗基础上，严格实行医生指导下的临床观察，试验产品食疗效果。自愿患者试验组和自愿患者对照组食用“杜仲叶面”，在临床观察试验过程中没有发现明显毒副作用和不良反应。

除食疗前后对试验组和对照组患者进行临床观察问卷调查外，均作了血、尿、粪常规和肝、肾功能检查以及心电图检查，检查结果均无异常，表明所用“杜仲叶面”食疗产品的安全有效性。

四　“杜仲叶面”临床观察讨论

亳州华仲金叶医药科技有限公司提供的“杜仲叶面”食疗产品，通过临床观察对比试验，可以看出对胃十二指肠溃疡、慢性胃炎、胃肠不适、便秘、胃胀、胃酸、经常肚胀气、疲劳无力等身体不适症状有显著疗效，两组（100 例、80 例）总显著有效率分别为 91%、96% 以上。

五 “杜仲叶面”临床观察结论

亳州华仲金叶医药科技有限公司提供的“杜仲叶面”食疗产品，通过200例临床试验观察，有显著的疗效，有显著协同改善症状作用，在使用“杜仲叶面”食疗产品期间（没有使用药物）没有发现毒副作用和不良反应，说明“杜仲叶面”食疗产品符合食疗产品安全有效标准。

六 “杜仲叶面”200例临床观察数据分析与显著效果总结

第一，亳州华仲金叶医药科技有限公司按照国家公布“药食同源”目录进行科研开发系列食疗产品，以其中“杜仲叶面”系列食疗产品推荐医疗单位进行临床观察数据分析，在科室负责医生指导下完成问卷调查和指导观察食疗。

第二，医生建议（需求者自愿原则）利用“杜仲叶面”产品进行食疗之前，进行相关体质检查和必要的数据化验、分析；一个食疗疗程后，进行复查和化验、分析，对比食疗结果。

第三，提供食疗产品的亳州华仲金叶医药科技有限公司同意进行严格、安全、有效的食疗产品数据统计和分析，并且建议在大量临床观察数据分析证明产品安全、有效、符合卫计委管理要求和《食品安全法》法律条文的基础上推荐大众放心食用该食疗产品。

第四，本临床观察表（问卷）的所有内容必须完全符合《食品安全法》的规定。其中涉及大众关心的问题，依照法律规定解答（参见《中华人民共和国食品安全法》第11、37、38、42、43、48、78、150条相关规定）。

本临床观察表（问卷）严格遵守生产新产品观察规范，有大量临床观察数据和分析，证明产品具有真实有效安全的作用，符合安全性评估的条件，经亳州市食品安全监测机构和亳州市相关管理机构审查，颁发了食品生产许可证。

本批次接受临床观察的“药食同源”食疗产品完全符合食品安全法规中的安全、有效、无副作用规定，可以作为营养食品、食疗食品长期食用。例如，每周 1 次食用 2—3 两，有益身体健康。身体患有严重不适症状者，建议在医生指导下利用该产品食疗。

第五，本临床观察表（问卷）符合医院食疗产品临床观察问卷统计和成果总结报告的创新设计规定。同意提供本表（问卷）数据与临床观察总结意见、报告。

本表（问卷）受法律保护，重奖鼓励举报，严厉打击假冒伪劣行为并追究仿造者的侵权责任。解释权归亳州华仲金叶医药科技有限公司所有。

食疗效果分析总结成果上报中国“药食同源”研究集刊食疗课题组、专家组存查，作为真实有效食疗产品临床观察数据资料。

临床观察数据由合作研究成员单位管理共享。尊重志愿临床观察者、患者隐私权利，临床观察数据对外公开不得披露完整姓名等信息。按照规定做技术处理。原件存企业、医院等处重要资料档案室。调阅者需要企业董事长签字批准（全程录像）。

“药食同源”药食两用中草药产品基础评价

“药食同源”药食两用中草药整理课题组

胡文臻　孙多龙　尚辰宇

根据国家卫生健康委员会公布的《既是食品又是药品的物品名单》逐一分析其原料功能与评价、原材料加工成合格产品作用与评价。

说明1：本基础评价目录来源于官方公布“药食同源”目录范围，食疗作用资料源于民间生活习惯性长期实践，作用描述参考规范百度百科，符合课题研究基本资料查询整理规范，如果有研究者提出不同看法或者希望讨论，欢迎与本课题组讨论共同认识了解开发“药食同源”产品，以下目录评价中如果有错误之处敬请指正，编辑部将认真核对修改。

说明2：本集刊中录入企业科研开发产品，其中“药食同源”目录均以来源于官方公布“药食同源”目录范围为准，其描述作用、性能等与本评价目录介绍有一致之处，考虑到药材、食材通用的规范化、严格化，继续附录有关相同文字描述，实际上是为了企业开发产品和描述企业开发产品的作用和益处，便于一目了然，核对功能。

1. 丁香

丁香本身是两性花，人们说的公丁香和母丁香，不是学术概念，也没有性别之分，而是在香料的干货市场上根据外形特征，而形成的一种约定俗成的说法而已，在植物学上的解释如下：

公丁香，指的是没有开花的丁香（*Syzygium aromaticum*，桃金娘科蒲桃属），花蕾晒干后作为香料。

母丁香，指的是丁香（*Syzygium aromaticum*，桃金娘科蒲桃属）

的成熟果实，也是晒干后作为香料使用。

公丁香被用作香料和中药，是桃金娘科蒲桃属的热带植物，原产于印度尼西亚的群岛上。现在网上流传的拉丁学名“*Eugenia caryophllata*”是错误的，正确的是“*Syzygium aromaticum*”。一般种植 5—6 年后开花，25—30 年为盛产期。

“药食同源”物质食疗效果安全评价：

丁香主产于坦桑尼亚的桑给巴尔岛以及马来西亚、印度尼西亚等地，我国广东、广西、海南等地有栽培。丁香有公母之分，公丁香辛，温。归脾、胃、肾经。具有温中降逆、散寒止痛、温肾助阳的功效。母丁香性味归经，功效应用与公丁香相似而力弱。[课题组依照国家公布“药食同源”目录和企业科研生产加工项目研究有增删，其标准来源解释均参考《中国药典 2015 版》（一部）、“百度百科”，详见后附参考索引目录，下同]

2. 八角茴香

八角茴香，正名为八角，为乔木，高 10—15 米；树冠塔形，椭圆形或圆锥形；树皮深灰色；枝密集。主产于广西西部和南部。

八角茴香的果实主治寒疝腹痛、腰膝冷痛、胃寒呕吐、脘腹疼痛、寒湿脚气等。对于治疗小肠气坠、疝气偏坠、腰重刺胀、腰病如刺、大小便皆秘、腹胀如鼓、气促、风毒湿气、攻疰成疮、皮肉紫破脓坏、行步无力、皮肉燥热等有显著效果。

“药食同源”物质食疗效果安全评价：

八角茴香每年可采收两次，鲜果为粉绿色，烘干后呈棕红色。人工栽培已有 400 多年的历史，广西容县石头水口村的主要特产。

果实与种子可作调料，还可入药。有健胃止呕等功效。可作调味品，还可作香水、牙膏的原料，也可用在医药上，作驱风剂及兴奋剂。

3. 刀豆

刀豆［*Canavalia gladiata*（Jacq.）DC.］为豆科刀豆属缠绕草本。主产于江苏、安徽、湖北、四川等地。嫩荚和种子供食用，但须先用盐水煮熟，然后换清水煮，方可食用。该种亦可作绿肥、覆盖作物及饲料。

“药食同源”物质食疗效果安全评价：

种子：温中，下气，止呃，益肾补元。散寒止呕，定喘。用于脾胃虚寒、呃逆、呕吐、腹胀、腹泻、肾虚、腰痛、疝气胀痛、怯寒肢冷、面色苍白、痰喘。

果壳：通经活血，止泻。用于腰痛、久痢、闭经。

根：散瘀止痛。用于跌打损伤、腰痛。

4. 小茴香

小茴香，中药名。为伞形科植物茴香（*Foeniculum vulgare* Mill.）的干燥成熟果实。秋季果实初熟时采割植株，晒干，打下果实，除去杂质。

小茴香主治温肾暖肝、散寒止痛、理气和中。辛散温通，善暖中下二焦，尤以疏肝散寒止痛见长，为治寒疝要药。

“药食同源”物质食疗效果安全评价：

小茴香原产地中海地区。主产于中国西北、内蒙古、山西、陕西和东北等地。另外，湖北、广西、四川、湖南等地亦有生产。中国出口的小茴香，以内蒙古、山西、陕西和甘肃产为主。

小茴香用于寒疝腹痛、睾丸偏坠、痛经、少腹冷痛、脘腹胀痛、食少吐泻。盐小茴香用于寒疝腹痛、睾丸偏坠、经寒腹痛。

5. 小蓟

小蓟中国植物志正名刺儿菜，学名 *Cirsium setosum*（Willd.）MB.，菊科蓟属多年生草本。高达 120 厘米，基生叶和中部茎叶通常无叶柄，头状花序单生茎端，冠毛刚毛长羽毛状，花果期 5—9 月。

《本草纲目》记载小蓟可破宿血，生新血，暴下血血崩，金疮出血，呕血等，绞取汁温服。作煎和糖，合金疮，及蜘蛛蛇蝎毒，服之亦佳（藏器）。治热毒风，并胸膈烦闷；苗可去烦热，生研汁服（并大明）。

“药食同源”物质食疗效果安全评价：

分布于除广东、广西、云南、西藏外的全国各地。

凉血止血，祛瘀消肿。用于衄血、吐血、尿血、便血、崩漏下血、外伤出血、痈肿疮毒。用于血热所致的血衄、咯血、吐血、便血、尿血，或崩漏出血；热毒疮肿；烦热口渴。

6. 山药

山药又称薯蓣、土薯、山薯蓣、怀山药、淮山、白山药，是《中华本草》收载的草药，药用来源为薯蓣科植物山药的干燥根茎。

山药具有滋养强壮、助消化、敛虚汗、止泻之功效，主治脾虚腹泻、肺虚咳嗽、糖尿病消渴、小便短频、遗精、妇女带下及消化不良的慢性肠炎。山药最适宜与灵芝搭配服用，具有防治糖尿病的作用，山药在食品业和加工业上大有发展前途。

《本草纲目》记载山药有补中益气、强筋健脾等滋补功效。山药治诸虚百损、疗五劳七伤、去头面游风、止腰痛、除烦热、补心气不足、开达心孔、多记事、益肾气、健脾胃、止泻痢、润毛皮，生捣贴肿、硬毒能治。

"药食同源"物质食疗效果安全评价：

山药主产于河南博爱、武陟、温县等地，山西、陕西、山东、河北、浙江、湖南、四川、云南、贵州、广西等地也有栽培。以广西、河北、河南等地为主的几大产地构成了国内主要山药栽培区。

用于脾虚食少、久泻不止、肺虚喘咳、肾虚遗精、带下、尿频、虚热消渴。麸炒山药补脾健胃。

7. 山楂

山楂（*Crataegus pinnatifida* Bunge），又名山里果、山里红，蔷薇科山楂属，落叶乔木，高可达6米。

果可生吃或作果脯果糕，干制后可入药，是中国特有的药果兼用树种，具有降血脂、血压、强心、抗心律不齐等作用，同时也是健脾开胃、消食化滞、活血化痰的良药，对胸膈脾满、疝气、血淤、闭经等症有很好的疗效。

《本草纲目》记载，山楂化饮食，消肉积，症瘕，痰饮痞满吞酸，滞血痛胀。酸甘，微温。生食多，令人嘈烦易饥，损齿，齿龋人尤不宜。

"药食同源"物质食疗效果安全评价：

在山东、陕西、山西、河南、江苏、浙江、辽宁、吉林、黑龙江、内蒙古、河北等地均有分布。

消食积，散瘀血，驱绦虫。治肉积、症瘕、痰饮、痞满、吞酸、泻痢、肠风、腰痛、疝气产后儿枕痛、恶露不尽、小儿乳食停滞。消食健胃，行气散瘀。用于肉食积滞、胃烷胀满、泻痢腹痛、瘀血经闭、产后瘀阻、心腹刺痛、疝气疼痛、高血脂症。

8. 马齿苋

马齿苋学名 *Portulaca oleracea* L.，为石竹目马齿苋科一年生草本，全株无毛。茎平卧，伏地铺散，枝淡绿色或带暗红色。叶互生，叶片扁平，肥厚，似马齿状，上面暗绿色，下面淡绿色或带暗红色；叶柄粗短。花无梗，午时盛开；苞片叶状；萼片绿色，盔形；花瓣黄色，倒卵形；雄蕊花药黄色；子房无毛。蒴果卵球形；种子细小，偏斜球形，黑褐色，有光泽。

"药食同源"物质食疗效果安全评价：

中国南北各地均产。性喜肥沃土壤，耐旱亦耐涝，生命力强，生于菜园、农田、路旁，为田间常见杂草。广布全世界温带和热带地区。

全草供药用，有清热利湿、解毒消肿、消炎、止渴、利尿作用；种子明目；还可作兽药和农药；嫩茎叶可作蔬菜，味酸，也是很好的饲料。

9. 乌梢蛇

乌梢蛇是蛇目游蛇科乌梢蛇属中体形较大的一种蛇，俗称乌蛇、乌风蛇。乌梢蛇分布范围很广，是中国较为常见的一种无毒蛇，长势快适应性强、抗病力高、市场畅销、很适宜人工养殖。

《本草纲目》记载，乌梢蛇主治诸风顽痹、皮肤不仁、风骚湿疹、疥癣热毒、须眉脱落等症。

"药食同源"物质食疗效果安全评价：

乌梢蛇是典型的食、药两用蛇类。它不仅肉质鲜美，好于其他众多的无毒蛇，而且还具备许多毒蛇所没有的药用价值。传统中药中的乌蛇便是本种处理后的干品，这是其他无毒蛇所无法比拟的。除此之外，乌梢蛇皮还是制作乐器、皮革制品的上好原料。食、药兼备的乌梢蛇越来越受到人们的重视和欢迎。现市面上热销的纯蛇粉，大都以乌梢蛇为主要入选原材料。

10. 乌梅

乌梅为蔷薇科植物梅［*Prunus mume*（Sieb.）Sieb. et Zuce.］的

干燥近成熟果实。我国各地均有栽培，以长江流域以南各省最多。具有敛肺、涩肠、生津、安蛔之功效。常用于肺虚久咳、久泻久痢、虚热消渴、蛔厥呕吐腹痛。

《神农本草经》记载：热伤气，邪客于胸中，则气上逆而烦满，心为之不安。乌梅味酸，能敛浮热，能吸气归元，故主下气，除热烦满及安心也。下痢者，大肠虚脱也；好唾口干者，虚火上炎，津液不足也；酸能敛虚火，化津液，固肠脱，所以主之也。其主肢体痛，偏枯不仁者，盖因湿气浸于经络，则筋脉弛纵，或疼痛不仁；肝主筋，酸入肝而养筋，肝得所养，则骨正筋柔，机关通利而前证除矣。

“药食同源”物质食疗效果安全评价：

我国各地均有栽培，但以长江流域以南各省最多，江苏北部和河南南部也有少数品种，某些品种已在华北引种成功。日本和朝鲜也有。

用于肺虚久咳、久泻久痢、虚热消渴、蛔厥呕吐腹痛。

乌梅长于生津止渴，敛肺止咳。乌梅炭长于收敛止血，常用于便血、尿血、崩漏下血等。

11. 木瓜

木瓜学名 *Chaenomeles sinensis*（Thouin）Koehne，蔷薇科木瓜属，灌木或小乔木，高达5—10米，叶片椭圆卵形或椭圆长圆形，稀倒卵形，长5—8厘米，宽3.5—5.5厘米，叶柄长5—10毫米，微被柔毛，有腺齿；果实长椭圆形，长10—15厘米，暗黄色，木质，味芳香，果梗短。花期4月，果期9—10月。

入药有解酒、去痰、顺气、止痢之效。果皮干燥后仍光滑，不皱缩，故有光皮木瓜之称。木材坚硬可作床柱用。

《本草拾遗》记载：下冷气，强筋骨，消食，止水痢后渴不止，作饮服之。又脚气冲心，取一颗去子，煎服之，嫩者更佳。又止呕逆，心膈痰唾。

“药食同源”物质食疗效果安全评价：

产于山东、陕西、河南（桐柏）、湖北、江西、安徽、江苏、浙江、广东、广西各地。

平肝舒筋，和胃化湿。用于湿痹拘挛、腰膝关节酸重疼痛、吐泻转筋、脚气水肿。

药用木瓜鲜果中含有较多的单宁和有机酸，糖含量相对较低，使其口感酸涩，不宜生食。

12. 火麻仁

火麻仁，中药名。桑科植物大麻（*Cannabis sativa* L.）的干燥成熟种子。

具有润肠通便之功效。常用于血虚津亏，肠燥便秘。

《外台秘要》记载：治虚劳、下焦虚热、骨节烦疼、肌肉急、小便不利、大便数少、吸吸口燥少气，大麻仁五合，研，水二升，煮去半，分服。

“药食同源”物质食疗效果安全评价：

我国各地均有栽培，也有半野生者。分布于东北、华北、华东、中南等地。

火麻仁味甘，性平，归脾、胃、大肠经，能益脾补虚、养阴润燥、通便。用于脚气肿痛、体虚早衰、心阴不足、心悸不安、血虚津伤、肠燥便秘等。

13. 代代花

代代花，别名酸橙、回青橙、玳玳。学名 *Citrus aurantium* L.，属芸香科柑橘属植物。小乔木，枝叶密茂，刺多，徒长枝的刺长达8厘米。

代代花绿叶婆娑，金果悬垂，是家养花卉中难得的佳品。代代花的果实初呈深绿色，成熟后显橙黄色，不脱落至翌年春夏又变成青绿色，故有“回青橙”之称。

“药食同源”物质食疗效果安全评价：

代代花原产浙江，现中国东南部诸省均有栽培。华北及长江流域中下游各地多盆栽，有时逸为半野生。

理气宽中，开胃止呕，具有抗炎、抗病毒、抗菌、抗肿瘤、胃肠动力作用、抗氧化等药理作用。代代花主要用于治疗胸腹满闷胀痛、恶心呕吐、食积不化等。

14. 玉竹

玉竹，学名 *Polygonatum odoratum*（Mill.）Druce，为百合科多年

生草本植物。根茎横走，肉质黄白色，密生多数须根。叶面绿色，下面灰色。花腋生，通常1—3朵簇生。具有降血糖、血脂、血压等作用。

"药食同源"物质食疗效果安全评价：

原产中国西南地区，但野生分布很广。耐寒，亦耐阴，喜潮湿环境，适宜生长于含腐殖质丰富的疏松土壤。

玉竹具养阴、润燥、清热、生津、止咳等功效。用作滋补药品，主治热病伤阴、虚热燥咳、心脏病、糖尿病、结核病等症，并可作高级滋补食品、佳肴和饮料，具有保健作用，值得广大农民种植。

15. 甘草

甘草学名 *Glycyrrhiza uralensis Fisch*，别名国老、甜草、乌拉尔甘草、甜根子。豆科甘草属多年生草本，根与根状茎粗壮，是一种补益中草药。

甘草是对人体很好的一种药，药用部位是根及根茎，药材性状根呈圆柱形，长25—100厘米，直径0.6—3.5厘米。

具有补脾益气、清热解毒、祛痰止咳、缓急止痛、调和诸药之功效。

"药食同源"物质食疗效果安全评价：

生于干燥草原及向阳山坡。分布于东北、华北及陕西、甘肃、青海、新疆、山东等地区。

用于脾胃虚弱、倦怠乏力、心悸气短、咳嗽痰多、脘腹、四肢挛急疼痛、痈肿疮毒，缓解药物毒性、烈性。

16. 白芷

白芷学名 *Angelica dahurica*（Fisch. ex Hoffm.）Benth. et Hook. f. ex Franch. et Sav，多年生高大草本，高1—2.5米，根圆柱形，茎基部径2—5厘米，基生叶一回羽状分裂，复伞形花序顶生或侧生，果实长圆形至卵圆形。

"药食同源"物质食疗效果安全评价：

分布在中国大陆的东北及华北等地，生长于海拔200—1500米的地区，一般生于林下、林缘、溪旁、灌丛和山谷草地。

以根入药，有祛病除湿、排脓生肌、活血止痛等功能。主治头痛、眉棱骨痛、齿痛、鼻渊、寒湿腹痛、肠风痔漏、赤白带下、痈疽疮疡、皮肤燥痒、疥癣等症，亦可作香料。

17. 白果

白果学名 *Ginkgo biloba*，又名鸭脚子、灵眼、佛指柑，银杏、公孙树子，是银杏的种仁。椭圆形，长 1. 5—2. 5 厘米，宽 1—2 厘米，厚约 1 厘米。

白果主要分为药用白果和食用白果两种，药用白果略带涩味，食用白果口感清爽。

中医认为，白果能敛肺气、定痰喘、止带浊、止泻泄、解毒、缩小便，主治哮喘痰嗽、带下白浊、小便频数、遗尿等。

白果具有通畅血管、保护肝脏、改善大脑功能、润皮肤、抗衰老、治疗老年痴呆症和脑供血不足等功效。

白果含有多种营养元素，除蛋白质、脂肪、糖类之外，还含有维生素 C、维生素 B2、胡萝卜素、钙、磷、铁、钾、镁等微量元素，以及银杏酸、白果酚、多糖等成分。

白果可治疗痤疮，其中所含的苦内脂等对脑血栓、高血压、冠心病等有特殊的疗效。

白果可以滋阴养颜抗衰老，使人肌肤、面部红润。

“药食同源”物质食疗效果安全评价：

主产于山东、江苏、广西、四川、河南、湖北等地。

治疗哮喘、痰嗽、白带、白浊、遗精、淋病、小便频数，肺结核，抑菌杀菌，降低血清胆固醇，扩张冠状动脉。

18. 白扁豆

白扁豆，一种农作物，可晒干、炒后食用。白扁豆味甘，性微温，有健脾化湿、利尿消肿、清肝明目等功效。原产印度、印度尼西亚等热带地区，约在汉晋间引入我国。

“药食同源”物质食疗效果安全评价：

主要分布于辽宁、河北、山西、陕西、山东、江苏、安徽、浙江、江西、福建、台湾、河南、湖北、湖南、广东、海南、广西、四川、贵州、云南等地。

健脾化湿，和中消暑。用于脾胃虚弱、食欲不振、大便溏泻、白带过多、暑湿吐泻、胸闷腹胀。炒白扁豆健脾化湿，用于脾虚泄泻、白带过多。

19. 白扁豆花

白扁豆花为豆科植物扁豆，7—8月采收未完全开放的花，晒干或阴干。主产于浙江、安徽、河南。健脾和胃，消暑化湿。治疗痢疾、泄泻、赤白带下。

花瓣为5片，皱缩，黄白色或黄棕色，有脉纹，未开放的花外为旗瓣所包，开放后即向外反折，翼瓣位于两侧，龙骨瓣镰钩状；雄蕊10枚，其中9枚基部联合；里面有一黄绿色柱状的雌蕊，弯曲，先端可见白色细毛绒。

"药食同源"物质食疗效果安全评价：

主产于浙江、安徽、河南。

健脾和胃，消暑化湿。治疗痢疾、泄泻、赤白带下。

20. 龙眼（桂圆）肉

龙眼肉，是指鲜龙眼烘成干果后即成为中药桂圆。生药龙眼肉为由顶端纵向裂开有不规则块片，气香，味浓甜而特殊。表面黄棕色，半透明；靠近果皮的一面皱缩不平，粗糙，靠近种皮的一面，光亮而有纵皱纹。

"药食同源"物质食疗效果安全评价：

益气补血，增强记忆，安神定志，养血安胎，抗菌，抑制癌细胞，降脂护心，延缓衰老。

适用于病后体虚、血虚萎黄、气血不足、神经衰弱、心悸怔忡、健忘失眠等病症。

21. 决明子

决明子，中药名。是豆科植物决明或小决明的干燥成熟种子，以其有明目之功而名之。

决明子味苦、甘、咸，性微寒，入肝、肾、大肠经；润肠通便，降脂明目，治疗便秘及高血脂、高血压。

"药食同源"物质食疗效果安全评价：

长江以南地区都有种植，主产于安徽、广西、四川、浙江、广东等地。

用于治疗目赤涩痛、羞明多泪、头痛眩晕、目暗不明、大便秘结。

22. 百合

百合学名 *Lilium brownii* var. *viridulum* Baker，又名强蜀、番韭、山丹、倒仙、重迈、中庭、摩罗、重箱、中逢花、百合蒜、大师傅蒜、蒜脑薯、夜合花等，是百合科百合属（学名：Lilium）多年生草本球根植物。

近年有不少经过人工杂交而产生的新品种，如亚洲百合、香水百合、火百合等。鳞茎含丰富淀粉，可食用，亦作药用。

“药食同源”物质食疗效果安全评价：

主产于湖南、四川、河南、江苏、浙江，全国各地均有种植，少部分为野生资源。

养阴润肺、清心安神。主阴虚久嗽、痰中带血、热病后期、余热未清或情志不遂所致的虚烦惊悸、失眠多梦、精神恍惚、痈肿、湿疮。

23. 肉豆蔻

肉豆蔻学名 *Myristica fragrans*，为肉豆蔻属常绿乔木植物。

其种仁入药，可治虚泻冷痢、脘腹冷痛、呕吐等；外用可作寄生虫驱除剂，治疗风湿痛等。此外，还可作调味品、工业用油原料等。肉豆蔻是一种重要的香料、药用植物。

“药食同源”物质食疗效果安全评价：

原产马鲁古群岛，热带地区广泛栽培。中国台湾、广东、云南等地已引种试种。

温中涩肠；行气消食。主虚泻、冷痢、脘腹胀痛、食少呕吐、宿食不消。

24. 肉桂

肉桂学名 *Cinnamomum cassia* Presl，是樟科樟属中等大乔木，树皮灰褐色。叶互生或近对生，长椭圆形至近披针形，革质，边缘软骨质，内卷，绿色，有光泽，无毛，叶柄粗壮。圆锥花序腋生或近顶生。花白色，花被裂片，花丝被柔毛，扁平，花药卵圆状长圆形，子房卵球形。果椭圆形，成熟时黑紫色，无毛，果托浅杯状。花期6—8月，果期10—12月。

“药食同源”物质食疗效果安全评价：

入药因部位不同，药材名称不同，树皮称肉桂，枝条横切后称桂枝，嫩枝称桂尖，叶柄称桂芋，果托称桂盅，果实称桂子，初结的果称桂花或桂芽。肉桂有温中补肾、散寒止痛功能，治腰膝冷痛、虚寒胃痛、慢性消化不良、腹痛吐泻、受寒经闭。

25. 余甘子

余甘子学名 *Phyllanthus emblica* Linn.，是大戟科叶下珠属植物，乔木，高达23米，胸径50厘米；树皮浅褐色；枝条具纵细条纹，被黄褐色短柔毛。

其果鲜食酸甜酥脆而微涩，回味甘甜，故名余甘子，又名喉甘子、庵罗果、牛甘果等。

“药食同源”物质食疗效果安全评价：

产于江西、福建、台湾、广东、海南、广西、四川、贵州和云南等省区。

果实富含丰富的丙种维生素，供食用，可清热凉血，消食健胃，生津止渴，润肺化痰，治咳嗽、喉痛，解河豚中毒等。初食味酸涩，良久乃甘，故名“余甘子”。树根和叶供药用，能解热清毒，治皮炎、湿疹、风湿痛等。

26. 佛手

佛手学名 *Citrus medica* L. var. *sarcodactylis* Swingle。果实在成熟时心皮分离，形成细长弯曲的果瓣，状如手指，故名佛手。

通常用作中药，或因其果形奇特，而作为观赏植物。佛手柑被大量制作成凉果食用及出售。

“药食同源”物质食疗效果安全评价：

根、茎、叶、花、果均可入药，辛、苦、甘、温、无毒；入肝、脾、胃三经，有理气化痰、止呕消胀、舒肝健脾、和胃等多种药用功能。对老年人的气管炎、哮喘病有明显的缓解作用；对一般人的消化不良、胸腹胀闷有更为显著的疗效。佛手可制成多种中药材，久服有保健益寿的作用。

27. 杏仁（甜、苦）

杏仁是蔷薇科杏的种子，分为甜杏仁和苦杏仁，主要含有蛋白质、脂肪、糖、微量苦杏仁苷。脂肪的组成主要是油酸和亚油酸。

甜杏仁有着丰富的营养价值，是市场上非常名贵的干果，它是可以生吃直接食用的。甜杏仁不仅含有丰富的不饱和脂肪、维生素 E、优质蛋白、膳食纤维，还含有钙、镁、锌、铁等矿物质，容易被人体吸收，夏季食用，不但可以美容养颜，还有减肥功效。

苦杏仁可以被用来入药，苦杏仁含有苦杏仁甙，可被胃酸水解，产生剧毒物质，一般作药用。中医很早就开始使用杏仁治疗平时的疾病。杏仁中含有的苦杏仁甙成分不仅能止咳平喘，还具有抗击肿瘤的巨大作用，是对医药学的一大贡献。

“药食同源”物质食疗效果安全评价：

苦杏仁止咳平喘，润肠通便。

甜杏仁性味甘平，功能润肺止咳。主要用于虚劳咳嗽。

28. 沙棘

沙棘学名 *Hippophae rhamnoides* Linn.，胡颓子科沙棘属落叶性灌木，其特性是耐旱、抗风沙，可以在盐碱化土地上生存，因此被广泛用于水土保持。

中国西北部大量种植沙棘，用于沙漠绿化。

沙棘果实营养丰富，据测定其果实中含有多种维生素、脂肪酸、微量元素、亚油素、沙棘黄酮、超氧化物等活性物质和人体所需的各种氨基酸。其中维生素 C 含量极高，每 100 克果汁中，维生素 C 含量可达到 825—1100 毫克，是猕猴桃的 2—3 倍，素有“维生素 C 之王”的美称。含糖 7.5%—10%，含酸 3%—5%。

“药食同源”物质食疗效果安全评价：

沙棘油中含有 206 种对人体有益的活性物质，其中有 46 种生物活性物质，含有大量的维生素 E、维生素 A、黄酮等，具有抗疲劳和增强肌体活力及抗癌等特殊药理性能，具有保护和加速修复胃黏膜、增加肠道双歧杆菌的药性，有降减血浆胆固醇、减少血管壁中胆固醇含量的作用，能防治高血脂症和动脉粥样硬化症，并有促进伤口愈合的作用。

29. 牡蛎

牡蛎（*Ostrea gigas tnunb*）及其近缘动物的全体，是海产贝壳。在亚热带、热带沿海都适宜牡蛎的养殖，我国分布很广，北起鸭绿江，南至海南岛，沿海皆可产牡蛎。牡蛎乃软体有壳，依附寄生的动物，咸淡水交界所产尤为肥美。

牡蛎是软体动物，有两个贝壳，一个小而平，另一个大而隆起，壳的表面凹凸不平。肉供食用，又能提制蚝油。肉、壳、油都可入药，也叫蚝或海蛎子。

“药食同源”物质食疗效果安全评价：

牡蛎富含蛋白质、锌、欧米伽3脂肪酸及酪氨酸，胆固醇含量低。其中锌含量极高，有助改善男性性功能。但须注意，6只牡蛎的含锌量是日需求量的两倍。如果牡蛎不新鲜，容易引起食物中毒。

牡蛎有收敛、镇静、解毒、镇痛的作用；牡蛎的酸性提取物在活体中对脊髓灰质炎病毒有抑制作用，使感染的鼠死亡率降低。

30. 芡实

芡实，中药名。为睡莲科植物芡（*Euryale ferox* Salisb.）的干燥成熟种仁。分布于从黑龙江至云南、广东、江苏等地。

“药食同源”物质食疗效果安全评价：

益肾固精，补脾止泻，除湿止带。

用于遗精滑精，遗尿尿频，脾虚久泻，白浊，带下。

31. 花椒

花椒学名 *Zanthoxylum bungeanum* Maxim.，是芸香科花椒属落叶小乔木，高可达7米；茎干上的刺，枝有短刺，当年生枝被短柔毛。叶轴常有甚狭窄的叶翼；小叶对生，卵形，椭圆形，稀披针形，叶缘有细裂齿，齿缝有油点。叶背被柔毛，叶背干有红褐色斑纹。花序顶生或生于侧枝之顶，花被片黄绿色，形状及大小大致相同；花柱斜向背弯。果紫红色，散生微凸起的油点，花期4—5月，果期8—9月或10月。

“药食同源”物质食疗效果安全评价：

温中散寒，除湿，止痛，杀虫，解鱼腥毒。治积食停饮、心腹冷痛、呕吐、噫呃、咳嗽气逆、风寒湿痹、泄泻、痢疾、疝痛、齿痛、蛔虫病、蛲虫病、阴痒、疮疥。

32. 赤小豆

赤小豆，别名赤豆、红饭豆、饭豆、蛋白豆、赤山豆，学名 *Vigna umbellata*（Thunb.）Ohwi et Ohashi，是豆科豇豆属一年生草本。茎纤细，长达 1 米或过之，幼时被黄色长柔毛，老时无毛。外形与红豆相似而稍微细长。赤小豆主要用于中药材，常与红豆混用，具备利水消肿、解毒排脓等功效。

“药食同源”物质食疗效果安全评价：

性平，味甘、酸，能利湿消肿（水肿、脚气、黄疸、泻痢、便血、痈肿）、清热退黄、解毒排脓。

具有利尿作用，对心脏病和肾病、水肿患者均有益。具有富含叶酸，产妇、乳母吃红小豆有催乳的功效。具有良好的润肠通便、降血压、降血脂、调节血糖、预防结石、健美减肥的作用。可用于治疗流行性腮腺炎、肝硬化腹水。

33. 阿胶

阿胶，中药材名。本品为马科动物驴的皮去毛后熬制而成的胶块。

阿胶可滋阴补血，安胎。治血虚、虚劳咳嗽、吐血、衄血、便血、妇女月经不调、崩中、胎漏。

“药食同源”物质食疗效果安全评价：

主产于山东、浙江。以山东产者最为著名，浙江产量最大。此外上海、北京、天津、武汉、沈阳等地亦产。

滋阴补血，安胎。治血虚、虚劳咳嗽、吐血、衄血、便血、妇女月经不调、崩中、胎漏。

34. 鸡内金

鸡内金，中药名。为雉科动物家鸡（*Gallusgallusdomesticus* Brisson）的干燥沙囊内壁。杀鸡后，取出鸡肫，立即剥下内壁，洗净，干燥。

“药食同源”物质食疗效果安全评价：

健胃消食，涩精止遗，通淋化石。

用于食积不消、呕吐泻痢、小儿疳积、遗尿、遗精、石淋涩痛、胆胀胁痛。

35. 麦芽

麦芽，中药名。多生长在北方区域，为禾本科植物大麦（*Horde-urn vulgare* L.）的成熟果实经发芽干燥的炮制加工品。将麦粒用水浸泡后，保持适宜温、湿度，待幼芽长至约5毫米时，晒干或低温干燥。

“药食同源”物质食疗效果安全评价：

行气消食，健脾开胃，回乳消胀。

用于食积不消、脘腹胀痛、脾虚食少、乳汁郁积、乳房胀痛、妇女断乳、肝郁胁痛、肝胃气痛。

36. 昆布

昆布是《中国药典》收录的草药，药用来源为海带科植物海带或翅藻科植物昆布（鹅掌菜）的干燥叶状体。

昆布气腥，味咸。归肝、胃、肾经。有软坚散结，消痰，利水之功能。

用于软坚散结、消痰、利水、瘿瘤、瘰疬、睾丸肿痛、痰饮水肿。昆布多分布于辽东、山东、浙江、福建。

“药食同源”物质食疗效果安全评价：

昆布中褐藻酸钠盐有预防白血病和骨痛病的作用，对动脉出血亦有止血作用，口服可减少放射性元素锶－90在肠道内的吸收，还具有降压作用。昆布淀粉具有降低血脂的作用。还发现昆布的一种提取物具有抗癌作用。

昆布甘露醇对治疗急性肾功能衰退、脑水肿、乙型脑炎、急性青光眼都有效。脾胃虚寒者少食用。

37. 枣（大枣、酸枣、黑枣）

枣学名 *Ziziphus jujuba* Mill.，别称枣子、大枣、刺枣、贯枣。鼠李科枣属植物，落叶小乔木，稀灌木，高达10余米，树皮褐色或灰褐色，叶柄长1—6毫米，或在长枝上的可达1厘米，无毛或有疏微毛，托叶刺纤细，后期常脱落。花黄绿色，两性，无毛，具短总花梗，单生或密集成腋生聚伞花序。核果矩圆形或是长卵圆形，长2—

3.5 厘米，直径 1.5—2 厘米，成熟后由红色变红紫色，中果皮肉质、厚、味甜。种子扁椭圆形，长约 1 厘米，宽 8 毫米。

枣起源于中国，在中国已有 8000 多年的种植历史，自古以来就被列为“五果”（栗、桃、李、杏、枣）之一。枣富含蛋白质、脂肪、糖类、胡萝卜素、B 族维生素、维生素 C、维生素 P 以及钙、磷、铁和环磷酸腺苷等营养成分。其中维生素 C 的含量在果品中名列前茅，有“维生素王”之美称，具有养颜治疗失眠之功效。

酸枣学名 *Ziziphus jujuba* Mill. var. *spinosa*（Bunge）Hu ex H. F. Chow，鼠李科枣属植物，是枣的变种。又名棘、棘子、野枣、山枣、葛针等。原产中国华北，中南各省亦有分布。

“药食同源”物质食疗效果安全评价：

枣可供药用，有养胃、健脾、益血、滋补、强身之效，枣仁和根均可入药，枣仁可以安神，为重要药品之一。具有补脾胃、益气血、安心神、调营卫、和药性的功效。

大枣中尚含有维生素 C、核黄素（Riboflavine）、硫胺素（Thiamine）、胡萝卜素（Carotene）、尼克酸（Nicotinic acid）等多种维生素。用于乏力便溏，妇人脏躁。可预防输血反应，降低血清谷丙转氨酶，抗肿瘤、抗氧化，降血压、降胆固醇，保肝护肝，提高免疫力，防治脑供血不足，抗过敏，防治心血管病，防治骨质疏松和贫血。

酸枣仁主要含三萜皂苷类、黄酮类、三萜类、生物碱类，此外还含有脂肪油、蛋白质、甾醇及微量具刺激性的挥发油。具有补肝、宁心、敛汗、生津的功效；主治虚烦不眠、惊悸多梦、体虚多汗、津虚口渴等症。有镇定安神、补肝胆、宁心敛汗的作用。

38. 罗汉果

罗汉果，葫芦科多年生藤本植物的果实。别名拉汗果、假苦瓜、光果木鳖、金不换、罗汉表、裸龟巴，被人们誉为“神仙果”，其叶心形，雌雄异株，夏季开花，秋天结果。

其主要功效是能止咳化痰。果实营养价值很高，含丰富的维生素 C（每 100 克鲜果中含 400—500 毫克）以及糖甙、果糖、葡萄糖、蛋白质、脂类等。

“药食同源”物质食疗效果安全评价：

罗汉果味甘性凉，归肺、大肠经，有润肺止咳、生津止渴的功效、适用于肺热或肺燥咳嗽、百日咳及暑热伤津口渴等，此外还有润肠通便的功效。

39. 郁李仁

郁李仁为蔷薇科植物郁李、欧李、榆叶梅、长梗扁桃等的种仁。

郁李仁采摘于夏秋两季，晒干而得。其性平，味苦、甘，有润肺滑肠、下气利水的功效，能治疗大肠气滞、燥涩不通、小便不利、大腹水肿、四肢浮肿、脚气等症状。

“药食同源”物质食疗效果安全评价：

主产于黑龙江、吉林、辽宁、内蒙古、河北、山东。有泻下、抗炎和镇痛作用。

40. 金银花

金银花，正名为忍冬，学名 *Lonicera japonica* Thunb. “金银花”一名出自《本草纲目》，由于忍冬花初开为白色，后转为黄色，因此得名金银花。药材金银花为忍冬科，忍冬属植物忍冬及同属植物干燥花蕾或带初开的花。

金银花自古被誉为清热解毒的良药。它性甘寒气芳香，甘寒清热而不伤胃，芳香透达又可祛邪。金银花既能宣散风热，还善清解血毒，用于各种热性病，如，身热、发疹、发斑、热毒疮痈、咽喉肿痛等症，均效果显著。

“药食同源”物质食疗效果安全评价：

金银花自古以来就以它的药用价值广泛而著名。其功效主要是清热解毒，主治温病发热、热毒血痢、痈疽疔毒等。现代研究证明，金银花含有绿原酸、木犀草素苷等药理活性成分，对溶血性链球菌、金黄葡萄球菌等多种致病菌及上呼吸道感染致病病毒等有较强的抑制力，另外还可增强免疫力、抗早孕、护肝、抗肿瘤、消炎、解热、止血（凝血）、抑制肠道吸收胆固醇等，其临床用途非常广泛，可与其他药物配伍用于治疗呼吸道感染、菌痢、急性泌尿系统感染、高血压等四十余种病症。

41. 青果

青果，又称“橄榄”，因果实尚呈青绿色时即可供鲜食而得名。性平，味甘、涩、酸。清热，利咽，生津，解毒。用于咽喉肿痛、咳嗽、烦渴、鱼蟹中毒等。

“药食同源”物质食疗效果安全评价：

青果含蛋白质、脂肪、碳水化合物、膳食纤维、胡萝卜素、视黄醇、维生素 B1、维生素 B2、尼克酸、维生素 C、钙、铁、磷、镁、锌、硒等成分。青果味甘酸，性平，具有清热解毒，利咽化痰，生津止渴，开胃降气，除烦醒酒之功效，适应于治咽喉肿痛，咳嗽吐血，菌痢，癫痫，暑热烦渴，肠炎腹泻等病症。

42. 鱼腥草

鱼腥草是《中国药典》收录的草药，草药来源为三白草科植物蕺菜（*Houttuynia cordata* Thunb.）的干燥地上部分。夏季茎叶茂盛花穗多时采割，除去杂质，晒干。

鱼腥草味辛，性寒凉，归肺经。能清热解毒、消肿疗疮、利尿除湿、清热止痢、健胃消食，用治实热、热毒、湿邪、疾热为患的肺痈、疮疡肿毒、痔疮便血、脾胃积热等。现代药理实验表明，鱼腥草具有抗菌、抗病毒、提高机体免疫力、利尿等作用。

“药食同源”物质食疗效果安全评价：

鲜鱼腥草泡水当茶饮，或烹食炒熟当菜吃，可治疗扁桃体炎、咽炎。鱼腥草洗净（量多少随人定），放入干净的锅里放水（水不要让太多，若喝一碗放入两碗清水）煮，煮开时放入适量的冰糖，小火再煮五分钟，关火。放凉了倒出汁水喝，可治咳嗽、痰多、痰黄。

43. 姜（生姜、干姜）

姜学名 *Zingiber officinale* Rosc.，姜科姜属多年生草本植物。

根茎供药用，鲜品或干品可作烹调配料或制成酱菜、糖姜。茎、叶、根茎均可提取芳香油，用于食品、饮料及化妆品香料中。

生姜是姜的新鲜根茎，高 40—100 厘米。生姜在中医药学里具有发散、止呕、止咳等功效。

干姜，中药名。为姜的干燥根茎。冬季采挖，除去须根和泥沙，晒干或低温干燥。趁鲜切片晒干或低温干燥者称为“干姜片”。

“药食同源”物质食疗效果安全评价：

生姜味辛、性微温，入脾、胃、肺经。具有发汗解表，温中止呕，温肺止咳，解毒的功效。主治外感风寒、胃寒呕吐、风寒咳嗽、腹痛腹泻、中鱼蟹毒等病症。还有醒胃开脾、增进食欲的作用。

干姜用于脘腹冷痛，呕吐泄泻，肢冷脉微，寒饮喘咳。

44. 枳椇子

枳椇子，中药名。为鼠李科枳椇属植物北枳椇（*Hovenia dulcis* Thunnb.）、枳椇（*Hovenia acerba* Lindl.）和毛果枳椇（*Hovenia trichocarpa* Chun et Tsiang）的成熟种子。亦有用带花序轴的果实。植物北枳椇，分布于我国华北、西北、华东、中南、西南及台湾。植物枳椇，分布于我国华北、华东、中南、西南及陕西、甘肃等地。植物毛果枳椇，分布于我国浙江、江西、湖北、湖南、广东及贵州。

“药食同源”物质食疗效果安全评价：

味甘，性平。入胃经。具有解酒毒、止渴除烦、止呕、利大小便之功效。主治醉酒、烦渴、呕吐、二便不利。

45. 枸杞子

枸杞子，为茄科植物枸杞的成熟果实。夏、秋果实成熟时采摘，除去果柄，置阴凉处晾至果皮起皱纹后，再暴晒至外皮干硬、果肉柔软即得。遇阴雨可用微火烘干。

枸杞子具有多种保健功效，是卫生部批准的药食两用食物。适量食用有益健康，配合菊杞茶有清肝明目的效果。

“药食同源”物质食疗效果安全评价：

枸杞子可免疫调节；抗衰老；抗肿瘤；抗疲劳；抗辐射损伤；调节血脂；降血糖；降血压；保护生殖系统；提高视力；提高呼吸道抗病能力；美容养颜，滋润肌肤；保护肝脏；增强造血功能。

46. 栀子

栀子学名 *Gardenia jasminoides* Ellis，别名黄栀子、山栀、白蟾，是茜草科植物栀子的果实。

栀子的果实是传统中药，属卫生部颁布的第一批药食两用资源，具有护肝、利胆、降压、镇静、止血、消肿等作用。

在中医临床常用于治疗黄疸型肝炎、扭挫伤 、高血压、糖尿病等症。含番红花色素苷基，可作黄色染料。

“药食同源”物质食疗效果安全评价：

清热，泻火，凉血。治热病虚烦不眠、黄疸、淋病、消渴、目赤、咽痛、吐血、衄血、血痢、尿血、热毒疮疡、扭伤肿痛。

47. 砂仁

砂仁学名 *Amomum villosum* Lour.，是姜科豆蔻属多年生草本植物。

分布于中国福建、广东、广西和云南；栽培或野生于山地荫湿之处。

果实供药用，以广东阳春的品质最佳，主治脾胃气滞、宿食不消、腹痛痞胀、噎膈呕吐、寒泻冷痢。砂仁观赏价值较高，初夏可赏花，盛夏可观果。

“药食同源”物质食疗效果安全评价：

一般将干果用布包好，然后用锤子等工具把它们砸成碎末，然后就可以用来做调味料了。如果用在煲汤上一般不用砸成碎末，成颗放进去煲就可以，或者也可以去皮炒一下。

砂仁味辛，性温。归脾、胃、肾经。芳香行散，降中有升。

48. 胖大海

胖大海别名大海、大海子、大洞果、大发。梧桐科植物胖大海（*Sterculia lychnophora* Hance）的干燥成熟种子。

产于泰国、柬埔寨、马来西亚等国。4—6 月果实成熟开裂时，采收种子，晒干用。多用于泡茶，可以起到降血压、润喉化痰的作用。

“药食同源”物质食疗效果安全评价：

胖大海味甘性寒，质轻宣散，上入肺经清宣肺气，为喉科良药；下归大肠经清肠通便，用治热结便秘所致的上部火毒症，因药力较弱，只适用于轻症。

胖大海能清肺热，治疗干咳无痰、痰稠难出；可解毒利咽，治疗咽喉肿痛、口干咽燥、牙龈肿痛，可单独泡服；还可治疗骨蒸内热、吐衄下血、目赤、痔疮漏管。

49. 茯苓

茯苓，中药名。为多孔菌科真菌茯苓［*Poria cocos*（Schw.）Wolf］的干燥菌核。

分布于中国河北、河南、山东、安徽、浙江、福建、广东、广西、湖南、湖北、四川、贵州、云南、山西等地。主产于安徽、云南、湖北。

《本草纲目》记载，茯苓气味淡而渗，其性上行，生津液，开腠理，滋水源而下降，利小便，故张洁古谓其属阳，浮而升，言其性也；东垣谓其为阳中之阴，降而下，言其功也。

"药食同源"物质食疗效果安全评价：

茯苓利水渗湿，健脾，宁心。用于水肿尿少、痰饮眩悸、脾虚食少、便溏泄泻、心神不安、惊悸失眠。

50. 香橼

香橼学名 *Citrus medica* L.，又名枸橼或枸橼子，属不规则分枝的灌木或小乔木。

生于海拔350—1750米的高温多湿环境。产于中国台湾、福建、广东、广西、云南等省，越南、老挝、缅甸、印度等地也有。

"药食同源"物质食疗效果安全评价：

在云南西南部白族、彝族、纳西族等少数民族人家的庭院里以香橼树作为绿化树种，当香橼果实成熟后采摘下来经过简单加工用糖煮制成香橼蜜饯，装入陶罐密封之后可以保存一两年的时间，是当地人民逢年过节婚丧嫁娶宴客时招待客人的一道精美甜点。

香橼是中药，其干片有清香气，味略苦而微甜，性温，无毒。理气宽中，消胀降痰。

51. 香薷

香薷属唇形科植物，直立草本，密集的须根。茎通常自中部以上分枝，钝四棱形，具槽，无毛或被疏柔毛，常呈麦秆黄色，老时变紫褐色。石香薷或江香薷干燥地上部分可入药，有发汗解表、化湿和中、利水消肿功效。主治夏月感寒饮冷、头痛发热、恶寒无汗、胸痞腹痛、呕吐腹泻、水肿、脚气。

“药食同源”物质食疗效果安全评价：

香薷辛温发散，外能解表，下能利尿，功似麻黄而力弱不禁风，适于夏月凉及风水水肿，故有“夏月麻黄”之称。

香薷发散风寒，有发汗解表、祛暑化湿作用，多用于夏季贪凉、感冒风寒所引起的发热、恶寒、头痛、无汗、呕吐腹泻等症，往往与藿香、佩兰等配合应用，是一味常用的药品。

52. 桃仁

桃仁，中药名。为蔷薇科植物桃［*Prunus persica*（L.）Batsch］或山桃［*Prunus davidiana*（Carr.）Franch.］的干燥成熟种子。果实成熟后采收，除去果肉和核壳，取出种子，晒干。全国各地普遍栽培。

“药食同源”物质食疗效果安全评价：

桃仁可用于经闭痛经、瘕瘕痞块、肺痈肠痈、跌扑损伤、肠燥便秘、咳嗽气喘。

53. 桑叶

桑叶是桑科植物桑的干燥叶，是蚕的日常食物，又名家桑、荆桑、桑葚树、黄桑叶等，我国南北各地广泛种植桑树，桑叶产量丰富。

药用一般认为霜后采者质佳。桑叶有疏散风热、清肺润燥、清肝明目的功效，且有治疗风热感冒、肺热燥咳、头晕头痛、目赤昏花的作用。

“药食同源”物质食疗效果安全评价：

桑叶是桑科植物桑的干燥叶。初霜后采收，除去杂质，晒干而得，是一种发散风热药，既可内服，也可外敷。其性寒，味甘、苦，有疏散风热、清肺润燥、清肝明目的功效，可治疗风热感冒、肺热燥咳、头晕头痛、目赤昏花的病症。

现代中、西医把桑叶和桑叶生物制剂作为改善糖尿病及其他各种疑难杂症的药物而使用，认为其药效极为广泛。有清肺润燥、止咳、去热、化痰、治盗汗；补肝、清肝明目、治疗头晕眼花、失眠、消除眼部疲劳；消肿、清血，治疗痢疾、腹痛，减肥、除脚气，利大、小肠；抗应激、凉血、降血压、降血脂、预防心肌梗塞、脑溢血、祛头痛、长发；降血糖、抗糖病等作用。

54. 桑葚

桑葚，又作桑葚，桑树的成熟果实，为桑科植物桑的果穗。又名桑葚子、桑蔗、桑枣、桑果、桑泡儿、乌椹等。农人喜欢其成熟的鲜果食用，味甜汁多，是人们常食的水果之一。

"药食同源"物质食疗效果安全评价：

桑葚中的脂肪酸具有分解脂肪、降低血脂、防止血管硬化等作用；桑葚含有乌发素，能使头发黑而亮泽；桑葚有改善皮肤（包括头皮）血液供应、营养肌肤、使皮肤白嫩及乌发等作用，并能延缓衰老；桑葚具有免疫促进作用，可以防癌抗癌；桑葚主入肝肾，善滋阴养血、生津润燥，适于肝肾阴血不足及津亏消渴、肠燥等症；常食桑葚可以明目，缓解眼睛疲劳干涩的症状。

55. 橘红

橘红，中药名。为芸香科植物橘（*Citrus reticulata* Blanco）及其栽培变种的干燥外层果皮。秋末冬初果实成熟后采收，用刀削下外果皮，晒干或阴干。

橘红呈长条形或不规则薄片状，边缘皱缩向内卷曲。外表面黄棕色或橙红色，存放后呈棕褐色，密布黄白色突起或凹下的油室。内表面黄白色，密布凹下透光小圆点。质脆易碎，气芳香，味微苦、麻。

产于福建、浙江、广东、广西、江西、湖南、贵州、云南、四川等地。

"药食同源"物质食疗效果安全评价：

理气宽中，燥湿化痰。用于咳嗽痰多、食积伤酒、呕恶痞闷、小儿吐泻。

56. 桔梗

桔梗（*Platycodon grandiflorus*）别名包袱花、铃铛花、僧帽花，是多年生草本植物，茎高20—120厘米，通常无毛，偶密被短毛，不分枝，极少上部分枝。

其根可入药，有止咳祛痰、宣肺、排脓等作用，为中医常用药。在中国东北地区常被腌制为咸菜，在朝鲜半岛被用来制作泡菜，当地民谣《桔梗谣》所描写的就是这种植物。

主产于中国东北、华北、华东、华中各省以及广东、广西（北部）、贵州、云南东南部（蒙自、砚山、文山）、四川（平武、凉山以东）、陕西。朝鲜、日本、俄罗斯的远东和东西伯利亚地区的南部也有。

“药食同源”物质食疗效果安全评价：

宣肺，利咽，祛痰，排脓。用于咳嗽痰多、胸闷不畅、咽痛、音哑、肺痈吐脓、疮疡脓成不溃。

桔梗为药食两用品种，市场常见桔梗食用形式为腌制和非腌制两种，代表产品桔梗泡菜是典型的腌制产品，乐田美的桔梗拌菜则是非腌制的代表。

57. 益智仁

益智仁，中药名，为姜科植物益智（*Alpinia oxyphylla* Miq.）的果实。主要分布于广东和海南，福建、广西、云南亦有栽培。

《南方草木状》记载：“益智子，如笔毫，长七八分。二月花，色若莲，着实，五六月熟。味辛，杂五味中，芬芳，亦可盐暴。出交阯和浦。建安八年，交州刺史张津尝以益智棕饷魏武帝。”

“药食同源”物质食疗效果安全评价：

具有温脾止泻摄涎，暖肾缩尿固精之功效。常用于脾胃虚寒、呕吐、泄泻、腹中冷痛、口多唾涎、肾虚遗尿、尿频、遗精、白浊。

58. 荷叶

荷叶，又称莲花茎、莲茎。是莲科莲属多年生草本挺水植物莲荷的叶。荷花一般长到150厘米高，横向扩展到3米。荷叶最大可达直径60厘米，莲花最大直径可达20厘米。

荷叶一般分布在中亚、西亚、北美、印度、中国、日本等亚热带和温带地区。

“药食同源”物质食疗效果安全评价：

荷叶味苦辛微涩、性凉性味寒凉，伤脾胃。归心、肝、脾经清香升散；具有消暑利湿，健脾升阳，散瘀止血的功效。

主治暑热烦渴、头痛眩晕、水肿、食少腹胀、泻痢、白带、脱肛、吐血、衄血、咯血、便血、崩漏、产后恶露不净、损伤瘀血。

59. 莱菔子

莱菔子，中药名。为十字花科植物萝卜（*Raphanus sativus* L.）的干燥成熟种子。夏季果实成熟时采割植株，晒干，搓出种子，除去杂质，再晒干。

“药食同源”物质食疗效果安全评价：

消食除胀，降气化痰。用于饮食停滞、脘腹胀痛、大便秘结、积滞泻痢、痰壅喘咳。

60. 莲子

莲子，中药名。为睡莲科植物莲（*Nelumbo nucifera* Gaertn.）的干燥成熟种子。分布于我国南北各省。具有补脾止泻、止带、益肾涩精、养心安神之功效。常用于脾虚泄泻、带下、遗精、心悸失眠。

“药食同源”物质食疗效果安全评价：

用于补脾止泻、止带、益肾涩精、养心安神。

61. 高良姜

高良姜，中药名。为姜科植物高良姜（*Alpinia officinarum* Hance）的干燥根茎。夏末秋初采挖，除去须根和残留的鳞片，洗净，切段，晒干。主产于广东、海南。

“药食同源”物质食疗效果安全评价：

温胃止呕，散寒止痛。用于脘腹冷痛，胃寒呕吐，嗳气吞酸。

62. 淡竹叶

淡竹叶学名 *Lophatherum gracile*，为禾本科淡竹叶属多年生草本植物，根状茎。须根中部可膨大为纺锤形肉质块根，黄白色。叶披针形，圆锥花序；颖果椭圆形。生于山坡林下阴湿处。分布于长江以南各省区。

根药用，有清凉、解热、利尿及催产之效；主治胸中疾热、咳逆上气、吐血、热毒风、止消渴、压丹石毒、消痰、治热狂烦闷、中风失音不语、痛头风、止惊悸、瘟疫迷闷、杀小虫、除热缓脾。又可作牧草。

“药食同源”物质食疗效果安全评价：

其性味甘淡，能清心、利尿、祛烦躁，对于牙龈肿痛、口腔炎等有良好的疗效，民间多用其茎叶制作夏日消暑的凉茶饮用。

淡竹叶味甘、淡，性寒，归心、肺、胃、膀胱经，体轻渗泄，具有清热除烦、利尿通淋的功效。

63. 淡豆豉

淡豆豉，中药名。为豆科植物大豆的成熟种子的发酵加工品，其性味苦寒，具有解表、除烦、宣郁、解毒之功效。用于伤寒热病、寒热、头痛、烦躁、胸闷。

“药食同源”物质食疗效果安全评价：

解表、除烦、宣郁、解毒。用于伤寒热病、寒热、头痛、烦躁、胸闷。

64. 菊花

菊花学名 *Dendranthema morifolium*（Ramat.）Tzvel.，在植物分类学中是菊科菊属的多年生宿根草本植物。按栽培形式分为多头菊、独本菊、大丽菊、悬崖菊、艺菊、案头菊等栽培类型；又按花瓣的外观形态分为园抱、退抱、反抱、乱抱、露心抱、飞午抱等栽培类型。不同类型里的菊花又命名各种各样的品种名称。

菊花是中国十大名花之三，花中四君子（梅兰竹菊）之一，也是世界四大切花（菊花、月季、康乃馨、唐菖蒲）之一，产量居首。因菊花具有清寒傲雪的品格，才有陶渊明的“采菊东篱下，悠然见南山”的名句。中国人有重阳节赏菊和饮菊花酒的习俗。唐代孟浩然《过故人庄》中有“待到重阳日，还来就菊花”。在古神话传说中菊花还被赋予了吉祥、长寿的含义。

“药食同源”物质食疗效果安全评价：

菊花能入药治病，久服或饮菊花茶能令人长寿。

菊花肴：由菊花与猪肉、蛇肉炒或与鱼肉、鸡肉煮食的“菊花肉片”，荤中有素，补而不腻，清心爽口，可用于头晕目眩、风热上扰之症的治疗。

菊花护膝：将菊花、陈艾叶捣碎为粗末，装入纱布袋中，做成护膝，可祛风除湿、消肿止痛，治疗鹤膝风等关节炎。

菊花香气：有疏风、平肝之功，嗅之，对感冒、头痛有辅助治疗作用。

65. 菊苣

菊苣（*Cichorium intybus* L.），菊科菊苣属，多年生草本植物。根肉质、短粗。茎直立，有棱，中空，多分枝。叶互生，长倒披针形，头状花序，花冠舌状，花色青蓝。

菊苣为药食两用植物，叶可调制生菜，根含菊糖及芳香族物质，可提制代用咖啡，促进人体消化器官活动。植物的地上部分及根可供药用，中药名分别为菊苣、菊苣根，具有清热解毒、利尿消肿、健胃等功效。该植物耐寒、耐旱，喜生于阳光充足的田边、山坡等地。中国等国家均有分布。

"药食同源"物质食疗效果安全评价：

清热解毒、利尿消肿。主治湿热黄疸、肾炎水肿、胃脘胀痛、食欲不振，还具有健胃等功效。

66. 黄芥子

黄芥子是十字花科植物芥［*Brassica juncea*（L.）Czern. et Coss.］的干燥成熟种子，可入药。

全国各地有栽培，多分布于长江以南各省。

黄芥子种子形状与白芥子相似而较小，直径1—2毫米，表面鲜黄色至黄棕色，少数为暗红棕色。气微，味极辛辣。破碎后加水浸湿，则发生辛裂的特异臭气。以籽粒饱满、均匀、鲜黄色、无杂质者为佳。与白芥子的主要区别点为下皮细胞近半月形；栅状细胞较宽，近方形，宽约20微米左右。

"药食同源"物质食疗效果安全评价：

芥子是常用的中药材，性温、味辛。有润肺化痰、消肿止痛、温中散寒、利水化瘀、通经络、消肿毒之功效，主治胃寒呕吐、心腹疼痛、肺寒咳嗽、痹症、喉痹、流痰、跌打损伤等症。

67. 黄精

黄精学名 *Polygonatum sibiricum*，又名鸡头黄精、黄鸡菜、笔管菜、爪子参、老虎姜、鸡爪参。为黄精属植物，根茎横走，圆柱状，结节膨大。叶轮生，无柄。药用植物，具有补脾、润肺生津的作用。

产于黑龙江、吉林、辽宁、河北、山西、陕西、内蒙古、宁夏、甘肃（东部）、河南、山东、安徽（东部）、浙江（西北部）。

"药食同源"物质食疗效果安全评价：

黄精性味甘甜，食用爽口。其肉质根状茎肥厚，含有大量淀粉、糖分、脂肪、蛋白质、胡萝卜素、维生素和多种其他营养成分，生食、炖服既能充饥，又有健身之用，可令人气力倍增、肌肉充盈、骨髓坚强，对身体十分有益。黄精根状茎形状有如山芋，山区老百姓常把它当作蔬菜食用。

68. 紫苏

紫苏学名 *Perilla frutescens*（L.）Britt.，别名桂荏、白苏、赤苏等，为唇形科一年生草本植物。具有特异的芳香，叶片多皱缩卷曲，完整者展平后呈卵圆形，长 4—11 厘米，宽 2.5—9 厘米，先端长尖或急尖，基部圆形或宽楔形，边缘具圆锯齿，两面紫色或上面绿色，下表面有多数凹点状腺鳞，叶柄长 2—5 厘米，紫色或紫绿色，质脆。嫩枝紫绿色，断面中部有髓，气清香，味微辛。

紫苏叶能散表寒，发汗力较强，用于风寒表症，见恶寒、发热、无汗等症，常配生姜同用；如表症兼有气滞，可与香附、陈皮等同用。紫苏叶用于脾胃气滞、胸闷、呕恶。紫苏叶还是一种在中国南方湛江吴川地区广为使用的美味调味品，人们常常用它的叶子来做菜，它的美味经常和蛤蒌相提并论。原产中国，主要分布于印度、缅甸、日本、朝鲜、韩国、印度尼西亚和俄罗斯等国家。中国华北、华中、华南、西南及台湾省均有野生种和栽培种。

“药食同源”物质食疗效果安全评价：

紫苏既能发汗散寒以解表邪，又能行气宽中、解郁止呕，故风寒表症而兼见胸闷呕吐症状，使用紫苏，很是适宜；或无表症而有气滞不畅症状的，也可用于宣通。如配藿香、陈皮则解表和中，配半夏、厚朴则解郁宽胸。

用于感冒风寒：紫苏能散表寒，发汗力较强，用于风寒表症，见恶寒、发热、无汗等症，常配生姜同用；如表症兼有气滞，可与香附、陈皮等同用。

用于胸闷、呕恶等症：紫苏用于脾胃气滞、胸闷、呕恶，不论有无表症，均可应用，都是取其行气宽中的作用，临床常与藿香配伍应用。

69. 紫苏籽

紫苏籽（*Fructus perillae*）为一类唇形科植物——紫苏的种子。可以用作调味料，具有去腥、增鲜、提味的作用，同时具有一定的药用价值，具有下气、清痰、润肺、宽肠的功效，还是一种高效的植物“防腐剂”。

“药食同源”物质食疗效果安全评价：

含有紫苏醇、芳樟醇、薄荷醇、紫苏酮、柠檬烯、丁香酚等化学物质，具有特殊芳香和杀菌防腐等多种作用，为常用中药。

具有抗氧化性、抗病毒活性、抗炎作用、抗血栓、抗血小板聚集、抗菌等作用。

70. 葛根

葛根，中药名。为豆科植物野葛的干燥根，习称野葛。秋、冬二季采挖，趁鲜切成厚片或小块，干燥。甘、辛、凉。有解肌退热、透疹、生津止渴、升阳止泻之功。常用于表证发热、项背强痛、麻疹不透、热病口渴、阴虚消渴、热泻热痢、脾虚泄泻。

“药食同源”物质食疗效果安全评价：

解肌退热、透疹、生津止渴、升阳止泻。用于表证发热、项背强痛、麻疹不透、热病口渴、阴虚消渴、热泻热痢、脾虚泄泻。

71. 黑芝麻

黑芝麻为胡麻科芝麻的黑色种子，也叫胡麻、油麻、巨胜、脂麻，分布于安徽、湖北、贵州、云南、广西、四川等地。

黑芝麻含有大量的脂肪和蛋白质，还含有糖类、维生素 A、维生素 E、卵磷脂、钙、铁、铬等营养成分。有健胃、保肝、促进红细胞生长的作用，同时可以增加体内黑色素，有利于头发生长。

“药食同源”物质食疗效果安全评价：

补钙；降血压；乌发润发；养颜润肤；提高生育能力；抗衰老。

黑芝麻药食两用，具有补肝肾、滋五脏、益精血、润肠燥等功效，被视为滋补圣品，具有保健功效。

黑芝麻还有护肤美肤的功效与作用，黑芝麻可以使皮肤保持柔嫩、细致和光滑。

黑芝麻也可以减肥塑身，黑芝麻中含有防止人体发胖的物质蛋黄素、胆碱、肌糖，因此芝麻吃多了也不会发胖。

72. 黑胡椒

黑胡椒学名 *Piper nigrum*，是胡椒科的一种开花藤本植物，又名黑川，原产于印度马拉巴海岸（Malabar Coast）。其果味辛辣，是人们最早使用的香料之一。医药上也用作驱风药和用于刺激胃分泌。

黑胡椒在东南亚热带地区有悠久而广泛的栽培史，早就被视为优良品。

“药食同源”物质食疗效果安全评价：

黑胡椒具有广谱抑菌性，胡椒果、胡椒叶的提取物对某些植物病原菌和食品中常见微生物均具有较强的抑菌作用。胡椒果与胡椒叶具有抗氧化活性；黑胡椒具有抗肿瘤活性；黑胡椒还具有抗惊厥、抗肥胖、抗抑郁等多种生理活性。

73. 槐米

槐米广义上为豆科植物槐（*Sophora japonica* L.）的干燥花蕾。槐米主产于中国河南、山东、山西、陕西、安徽、河北、江苏、贵州等地，近年来宁夏、甘肃等地也已有规模，越南也有大面积的栽种。

具有凉血止血、清肝降火的功效。主治肠风便血、痔血、尿血、血淋、崩漏、衄血、赤白痢、目赤、疮毒、高血压等病症。

《日华子本草》记载，槐米治五痔、心痛、眼赤、杀腹藏虫及热，治皮肤风，并肠风泻血、赤白痢。

“药食同源”物质食疗效果安全评价：

槐花主要用于出血属于血热的病症，可配合地榆治疗下部出血如便血、尿血、痔血，配合仙鹤草、白茅根治疗上部出血如咯血、衄血等。

槐花所含的芸香甙（芦丁）是具有增强毛细血管抵抗力的维生素，可增强血管壁弹性，提高毛细血管的韧性，对高血压患者有防止脑血管破裂的功效，可预防中风。

74. 槐花

槐花，又名洋槐花，广义的洋槐花指豆科植物的花及花蕾，但一般将开放的花朵称为“槐花”，也称“槐蕊”，花蕾则称为“槐米”。

槐花有降血压、扩张冠状动脉等作用。槐花中的芦丁和三萜皂苷等药用成分，具有增强毛细血管韧性、防止冠状动脉硬化、降低血压、改善心肌循环的功效。槲皮素有降低血压、增强毛细血管抵抗力、减少毛细血管脆性、扩张冠状动脉、增加冠状动脉血流量等作用。槐花煎液可显著降低心肌收缩力，减慢心率，减少心肌耗氧量，有保护心脏功能的作用，对于心动过速、房性早博和室性早搏、心绞痛等心脏病具有治疗作用。

"药食同源"物质食疗效果安全评价：

槐花味苦，性平，无毒，具有清热、凉血、止血、降压的功效。对吐血、尿血、痔疮出血、风热目赤、高血压病、高脂血症、颈淋巴结核、血管硬化、大便带血、糖尿病、视网膜炎、银屑病等有显著疗效；还可以驱虫、治咽炎。槐花能增强毛细血管的抵抗力，减少血管通透性，可使脆性血管恢复弹性的功能，从而降血脂和防止血管硬化。

75. 蒲公英

蒲公英学名 *Taraxacum mongolicum* Hand. -Mazz.，菊科蒲公英属多年生草本植物。别名黄花地丁、婆婆丁、华花郎等。头状花序，种子上有白色冠毛结成的绒球，花开后随风飘到新的地方孕育新生命。广泛生于中、低海拔地区的山坡草地、路边、田野、河滩。

"药食同源"物质食疗效果安全评价：

蒲公英植物体中含有蒲公英醇、蒲公英素、胆碱、有机酸、菊糖等多种健康营养成分。

性味甘，微苦，寒。归肝、胃经。有利尿、缓泻、退黄疸、利胆等功效。可治热毒、痈肿、疮疡、内痈、疔疮肿毒、乳痈、瘰疬、牙痛、目赤、咽痛、肺痈、肠痈、湿热黄疸、热淋涩痛。还可治急性乳腺炎、淋巴腺炎、瘰疬、急性结膜炎、感冒发热、急性扁桃体炎、急性支气管炎、胃炎、肝炎、胆囊炎、尿路感染等。蒲公英可生吃、炒食、做汤，是药食兼用的植物。

76. 蜂蜜

蜂蜜是蜜蜂从开花植物的花中采得的花蜜在蜂巢中酿制的蜜。蜜蜂从植物的花中采取含水量约为 75% 的花蜜或分泌物，存入自己第二个胃中，在体内多种转化的作用下，经过 15 天左右反复酝酿各种维生素、矿物质和氨基酸丰富到一定的数值时，同时把花蜜中的多糖转变成人体可直接吸收的单糖葡萄糖、果糖，水分含量少于 23% 存贮到巢洞中，用蜂蜡密封。

“药食同源”物质食疗效果安全评价：

蜂蜜能改进血液的成分，推进心脑和血管功用，因而常常服用对于心血管疾病患者很有好处。蜂蜜对肝脏有维护效果，能推进肝细胞再生，对脂肪肝的形成有一定的抑制效果。食用蜂蜜能迅速弥补膂力，消除疲惫，增强对疾病的抵抗力。蜂蜜还有灭菌的效果，常常食用蜂蜜，不仅对牙齿无影响，还能在口腔内起到灭菌消毒的效果。蜂蜜能医治中度的肌肤损伤，特别是烫伤，将蜂蜜作为肌肤创伤敷料时，细菌无法成长。失眠的人在每天睡觉前口服1汤匙蜂蜜（加入1杯温开水内），能够加快进入梦乡速度。蜂蜜还能够润肠通便（只要是天然老练的真实蜂蜜都有润肠通便的效果）。

77. 榧子

榧子又名榧实、玉山果，为红豆杉科植物榧的种子。榧子又名野杉，为常绿乔木，生长于山坡，野生或栽培。

种子成熟后采摘，除去肉质外皮，取出种子，晒干即可入药。其性平，味甘，具有杀虫、消积、润燥的功效，用于治疗虫积腹痛、小儿疳积、燥咳、便秘、痔疮等症。

“药食同源”物质食疗效果安全评价：

榧子富含多种营养成分，具有很好的营养价值。榧子果仁中所含的四种脂碱对淋巴细胞性白血病有明显的抑制作用，并对治疗和预防恶性程度很高的淋巴肉瘤有益。传统中医药学认为，榧子具有消除疳积、润肺滑肠、化痰止咳之功能，适用于多种便秘、疝气、痔疮、消化不良、食积、咳痰症状。

榧子可以用于治疗多种肠道寄生虫病，如小儿蛔虫、蛲虫、钩虫等，其杀虫能力与中药使君子相当。榧子中脂肪酸和维生素E含量较高，经常食用可润泽肌肤、延缓衰老。食用榧子对保护视力有益，因为它含有较多的维生素A等有益眼睛的成分，对眼睛干涩、易流泪、夜盲等症状有预防和缓解的功效。

78. 酸枣仁

酸枣仁，中药名，为鼠李科植物酸枣的种子。有养肝、宁心、安神、敛汗功能。治虚烦不眠、惊悸怔忡、烦渴、虚汗。

《神农本草经》记载，酸枣仁主心腹寒热、邪结气聚、四肢酸疼、湿痹。

《名医别录》记载，酸枣仁主烦心不得眠，脐上下痛，血转久泄，虚汗烦渴，补中，益肝气，坚筋骨，助阴气，令人肥健。

《本草再新》记载，酸枣仁平肝理气，润肺养阴，温中利湿，敛气止汗，益志定呵，聪耳明目。

"药食同源"物质食疗效果安全评价：

具有镇静、催眠、镇痛、抗惊厥、降温作用。酸枣仁可引起血压持续下降，心传导阻滞。

79. 鲜白茅根

白茅根，中药名，为禾本科植物白茅［*Imperata cylindrica* Beauv. var. *major*（Nees）C. E. Hubb.］的干燥根茎。

本品呈长圆柱形，长30—60厘米，直径0.2—0.4厘米。表面黄白色或淡黄色，微有光泽，具纵皱纹，节明显，稍突起，节间长短不等，通常长1.5—3厘米。体轻，质略脆，断面皮部白色，多有裂隙，放射状排列，中柱淡黄色，易与皮部剥离。气微，味微甜。

"药食同源"物质食疗效果安全评价：

凉血止血，清热利尿。用于血热吐血、衄血、尿血、热病烦渴、肺热咳嗽、胃热呕吐、湿热黄疸、水肿尿少、热淋涩痛。

80. 鲜芦根

芦根，别称芦茅根、苇根、芦头、芦柴根，生于江河湖泽、池塘沟渠沿岸和低湿地。用于热病烦渴、胃热呕吐、肺热咳嗽、肺痈吐脓、热淋涩痛。

"药食同源"物质食疗效果安全评价：

清热生津，除烦，止呕，利尿。芦根入肺经善清透肺热，治肺热咳嗽、肺痈吐脓；芦根性味甘寒，治热病烦渴，芦根清热利尿，可用于治热淋涩痛、小便短赤，常配白茅根、车前子等用。

81. 蝮蛇

蝮蛇，中药名，为蝰科动物蝮蛇［*Agkistrodon halys*（Pallas）］除去内脏的全体。

具有祛风、通络、止痛、解毒之功效。用于风湿痹痛、麻风、瘰疬、疮疖、疥癣、痔疾、肿瘤。

《药性论》记载，蝮蛇“治五痔，肠风泻血”。

《本草纲目》记载，蝮蛇“治破伤中风，大风恶疾”。

“药食同源”物质食疗效果安全评价：

祛风，通络，止痛，解毒。用于治疗风湿痹痛、麻风、瘰疬、疮疖、疥癣、痔疾、肿瘤、浸润型肺结核。

82. 橘皮

橘皮，又称为陈皮，为芸香科植物橘及其栽培变种的成熟果皮。橘常绿小乔木或灌木，栽培于丘陵、低山地带、江河湖泊沿岸或平原。分布于长江以南各地区。

“药食同源”物质食疗效果安全评价：

有理气调中、燥湿化痰功效，可用于治疗脾胃气滞、脘腹胀满、呕吐或湿浊中阻所致胸闷、纳呆、便溏，但阴津亏损、内有实热者慎用。

83. 薄荷

薄荷，土名叫“银丹草”，为唇形科植物薄荷（*Mentha haplocalyx* Briq.）的干燥地上部分。

薄荷是中华常用中药之一。它是辛凉性发汗解热药，治流行性感冒、头疼、目赤、身热、咽喉、牙床肿痛等症。外用可治神经痛、皮肤瘙痒、皮疹和湿疹等。平常以薄荷代茶，清心明目。

“药食同源”物质食疗效果安全评价：

薄荷具有医用和食用双重功能，主要食用部位为茎和叶，也可榨汁服。在食用上，薄荷既可作为调味剂，又可作香料，还可配酒、冲茶等。

薄荷是中国常用中药，幼嫩茎尖可作菜食，全草又可入药，治感冒发热喉痛、头痛、目赤痛、肌肉疼痛、皮肤风疹瘙痒、麻疹不透等症，此外对痈、疽、疥、癣、漆疮亦有效。

薄荷含有薄荷醇，该物质可清新口气并具有多种药性，可缓解腹痛、胆囊问题，如痉挛，还具有防腐杀菌、利尿、化痰、健胃和助消化等功效。大量食用薄荷可导致失眠，但小剂量食用却有助于睡眠。

84. 薏苡仁

薏苡仁，中药名。为禾本科植物薏苡［*Coix lacrymajobi*

L. var. *mayuen*（Roman.）Stapf］的干燥成熟种仁。秋季果实成熟时采割植株，晒干，打下果实，再晒干，除去外壳、黄褐色种皮和杂质，收集种仁。主产于福建、河北、辽宁。

本品呈宽卵形或长椭圆形，长4—8毫米，宽3—6毫米。表面乳白色，光滑，偶有残存的黄褐色种皮。一端钝圆，另一端较宽而微凹，有一淡棕色点状种脐。背面圆凸，腹面有1条较宽而深的纵沟。质坚实，断面白色，粉性。气微，味微甜。

“药食同源”物质食疗效果安全评价：

有利水渗透湿、健脾止泻、除痹、排脓、解毒散结的作用。

用于水肿、脚气、小便不利、脾虚泄泻、湿痹拘挛、肺痈、肠痈、赘疣、癌肿。

85. 薤白

薤白学名 *Allium macrostemon* Bunge.，百合科葱属植物。根色白，作药用，名薤白。中国除新疆、青海外，各省区均产。俄罗斯、朝鲜和日本也有分布。

《本草求真》记载，薤，味辛则散，散则能使在上寒滞立消；味苦则降，降则能使在下寒滞立下；气温则散，散则能使在中寒滞立除；体滑则通，通则能使久痼寒滞立解。

“药食同源”物质食疗效果安全评价：

薤白味辛、苦，性温，无毒，具有理气、宽胸、通阳、散结之功效，中医长期用于治疗胸闷刺痛、脘腹痞痛不舒、泻痢后重、肺气喘急、疮疖等疾病。

86. 覆盆子

覆盆子学名 *Rubus idaeus* L.，是一种蔷薇科悬钩子属的木本植物，是一种水果，果实味道酸甜，植株的枝干上长有倒钩刺。

覆盆子植物可入药，有多种药物价值，其果实有补肾壮阳的作用。覆盆子油属于不饱和脂肪酸，可促进前列腺分泌荷尔蒙。

“药食同源”物质食疗效果安全评价：

覆盆子果实含有相当丰富的维生素A、维生素C、钙、钾、镁等营养元素以及大量纤维。广泛用于镇痛解热，抗血凝，能有效预防血栓。长期食用树莓，能有效地保护心脏，预防高血压、血管壁粥样硬化、心脑血管脆化破裂等心脑血管疾病。覆盆子茎（珍珠杆）、果实可固精补肾，明目，治劳倦、虚劳，肝肾气虚恶寒，肾气虚逆咳嗽、痿、消瘅、泄泻、赤白浊。

87. 藿香

藿香，学名 *Agastache rugosa*（Fisch. et Mey.）O. Ktze.，又名合香、苍告、山茴香等，属唇形目、唇形科，藿香属多年生草本植物。

中国各地广泛分布，主产于四川、江苏、浙江、湖南、广东等地，俄罗斯、朝鲜、日本及北美洲也有分布。

“药食同源”物质食疗效果安全评价：

藿香的食用部位一般为嫩茎叶，其嫩茎叶为野味之佳品。可凉拌、炒食、炸食，也可做粥。因其具有健脾益气的功效，是一种既是食品又是药品的烹饪原料，故某些比较生僻的菜肴和民间小吃中利用其丰富口味，增加营养价值。

芳香化浊，和中止呕，发表解暑。用于湿浊中阻、脘痞呕吐、暑湿表证、湿温初起、发热倦怠、胸闷不舒、寒湿闭暑、腹痛吐泻、鼻渊头痛。

藿香有杀菌功能，口含一叶可除口臭，预防传染病，并能用作防腐剂。夏季用藿香煮粥或泡茶饮服，对暑湿重症、脾胃湿阻、脘腹胀满、肢体重困、恶心呕吐有效。

88. 人参

人参（*Panax ginseng* C. A. Mey）为多年生草本植物，喜阴凉，叶片无气孔和栅栏组织，无法保留水分，温度高于32℃叶片会灼伤，郁闭度0.7—0.8。通常3年开花，5—6年结果，花期5—6月，果期6—9月。生长于北纬33—48度之间的海拔数百米的以红松为主的针阔混交林或落叶阔叶林下，产于中国东北、朝鲜、韩国、日本、俄罗斯东部。人参的别称为黄参、地精、神草、百草之王，是闻名遐迩的“东北三宝”之一。

《本草纲目》记载，人参“治男妇一切虚证，发热自汗，眩晕头痛，反胃吐食，痎疟，滑泻久痢，小便频数，淋沥，劳倦内伤，中风，中暑，痿痹，吐血，嗽血，下血，血淋，血崩，胎前产后诸病”。

“药食同源”物质食疗效果安全评价：

人参自古被誉为“百草之王”“滋阴补生，扶正固本”之极品，含多种皂甙和多糖类成分，浸出液可被皮肤缓慢吸收且无不良刺激，能扩张皮肤毛细血管，促进皮肤血液循环，增加皮肤营养，调节皮肤的水油平衡，防止皮肤脱水、硬化、起皱，人参活性物质抑制黑色素的还原性能，使皮肤洁白光滑，能增强皮肤弹性，使细胞获得新生，是护肤美容的极品。将人参直接浸入50%甘油，10日后甘油搓脸，或将人参煎成浓汁，每日往洗脸水里倒一点，用含人参的甘油搓脸或人参水洗脸，能让皮肤相当滋润。

人参的肉质根为著名强壮滋补药，适用于调整血压、恢复心脏功能、神经衰弱及身体虚弱等症，也有祛痰、健胃、利尿、兴奋等功效。

89. 山银花

山银花是忍冬科植物灰毡毛忍冬、红腺忍冬、华南忍冬或黄褐毛忍冬的干燥花蕾或带初开的花。生于溪边、旷野疏林下或灌木丛中。产于我国南方各地。性味与归经：甘，寒。归肺、心、胃经。

《药典》中所述金银花与山银花的“性味与归经”“功能与主治”以及“用法与用量”完全一致。对此，有关专家认为，“两种银花在临床应用时是可以相互替代的”，“《中国药典》对两种银花是一视同仁的，没有什么区别”。2005年版《药典》的表述中，“山银花”与金银花的性味与归经（甘、寒。归肺、心、胃经），功能与主治（清热解毒，疏散风热。用于痈肿疔疮、喉痹、丹毒、热毒血痢、风热感冒、温热发病），用法与用量（6—15克）完全一样。两种药材的药理相通、药性相同，可以通用。

“药食同源”物质食疗效果安全评价：

清热解毒，疏散风热。用于痈肿疔疮、喉痹、丹毒、热毒血痢、风热感冒、温热发病。

90. 芫荽

芫荽，别名胡荽、香菜、香荽。为双子叶植物纲伞形目伞形科芫荽属的一个植物种，一、二年生草本植物，是人们熟悉的提味蔬菜，状似芹，叶小且嫩，茎纤细，味郁香，是汤、饮中的佐料，多用于做凉拌菜佐料或烫料、面类菜中提味用。

《本草纲目》记载，“芫荽性味辛温香窜，内通心脾，外达四肢”。

原产地为地中海沿岸及中亚地区，现大部分地区都有种植。

“药食同源”物质食疗效果安全评价：

芫荽性温，味辛，具有发汗透疹、消食下气、醒脾和中之功效，主治麻疹初期透出不畅、食物积滞、胃口不开、脱肛等病症。芫荽辛香升散，能促进胃肠蠕动，有助于开胃醒脾，调和中焦；芫荽提取具有显著的发汗清热透疹的功能，其特殊香味能刺激汗腺分泌，促使机体发汗，透疹。

91. 玫瑰花

玫瑰原产中国，栽培历史悠久，玫瑰在植物分类学上是一种蔷薇科蔷薇属灌木（*Rosa rugosa*），“玫瑰”现在常被引用为蔷薇属一系列花大艳丽的栽培品种的别称，这些栽培品种亦可称作现代月季或现代蔷薇（和真正的玫瑰长相不同）。野玫瑰的果实可食，无糖，富含维生素 C，常用于香草茶、果酱、果冻、果汁和面包等，亦有瑞典汤（Nyponsoppa）、蜂蜜酒（*Rhodomel*）。在西方文学里，欧洲玫瑰“*Rosa gallica*”和“*Rosa Xalba*”等长久以来就象征着美丽和爱情。

“药食同源”物质食疗效果安全评价：

玫瑰花味甘微苦、性微温，归肝、脾、胃经；芳香行散；具有舒肝解郁，和血调经的功效；主治胸膈满闷、胃脘、胁肋、乳房胀痛、月经不调、赤白带下、泄泻痢疾、跌打损伤、风痹、痈肿。

92. 松花粉

松花粉，中药名，为松科植物马尾松（*Pinus massoniana* Lamb.）、油松（*Pinus tabuliformis* Carr.）或同属数种植物的干燥花粉。春季花刚开时，采摘花穗，晒干，收集花粉，除去杂质。本品为淡黄色的细粉。体轻，易飞扬，手捻有滑润感。气微，味淡。

“药食同源”物质食疗效果安全评价：

甘，温。归肝、脾经。收敛止血，燥湿敛疮。用于外伤出血、湿疹、黄水疮、皮肤糜烂、脓水淋漓。

93. 粉葛

粉葛是豆科葛属植物葛的变种甘葛藤（*Pueraria thomsonii* Benth）的干燥根，中药名。解肌退热，生津止渴，透疹，升阳止泻，通经活络，解酒毒。

“药食同源”物质食疗效果安全评价：

中药材粉葛为豆科植物野葛或甘葛藤的干燥根，通常在秋、冬两季采挖，除去杂质后，洗净，润透，切成厚片晒干即可。

其性凉，味甘、辛，具有解肌生津、透疹、退热、升阳止泻等功效，主治外感发热头痛、项背强痛、麻疹不透、口渴、泄泻、高血压、热痢、泄泻、眩晕头疼、中风偏瘫、胸痹心痛、酒毒伤中。

94. 布渣叶

布渣叶，中药名。是椴树科植物破布树的干燥叶。夏秋季采叶，晒干。清暑、消食、化痰。用于感冒、中暑、消化不良、腹泻。可配凉茶。全世界有60种，分布于非洲、印度、马来西亚。我国产2种，为破布叶和海南破布叶。主要分布于广东、广西、海南、云南等地。尤以广东省分布广，产量大，资源丰富，广东的阳西、湛江是主产地。

“药食同源”物质食疗效果安全评价：

味酸，性凉。归脾、胃经。有消食化滞，清热利湿的功效。用于饮食积滞、感冒发热、湿热黄疸等。

95. 夏枯草

夏枯草学名 *Prunella vulgaris* L，别名麦穗夏枯草、铁线夏枯草（《云南丛书》）、麦夏枯、铁线夏枯（《滇南本草》）、夕句、乃东（《神农本草经》）等；为多年生草本植物，匍匐根茎，节上生须根。茎高达30厘米，基部多分枝，浅紫色。花萼钟形，花丝略扁平，花柱纤细，先端裂片钻形，外弯，花盘近平顶。小坚果黄褐色，花期4—6月，果期7—10月。

夏枯草生长在山沟水湿地或河岸两旁湿草丛、荒地、路旁，广泛分布于中国各地，以河南、安徽、江苏、湖南等省为主要产地。夏枯草适应性强，整个生长过程中很少有病虫害。有清火明目之功效，能治目赤肿痛、头痛等。

“药食同源”物质食疗效果安全评价：

本品苦寒主入肝经，善泻肝火以明目。用治肝火上炎，目赤肿痛，可配桑叶、菊花、决明子等药用。本品清肝明目之中，略兼养肝，配当归、枸杞子，可用于肝阴不足，目珠疼痛，至夜尤甚者；亦可配香附、甘草用，如夏枯草散。

96. 当归

当归学名 *Angelica sinensis*，别名干归、秦哪、西当归、岷当归、金当归、当归身、涵归尾、当归曲、土当归，多年生草本，高0.4—1米。花期6—7月，果期7—9月。

其根可入药，是最常用的中药之一。具有补血、和血、调经止痛、润燥滑肠、抗癌 、抗老防老、增强免疫之功效。

“药食同源”物质食疗效果安全评价：

甘、辛、温。归肝、心、脾经。主血虚诸证、月经不调、经闭、痛经、症瘕结聚、崩漏、虚寒腹痛、痿痹、肌肤麻木、肠燥便难、赤痢后重、痈疽疮疡、跌扑损伤。

97. 山柰

山柰，别名沙姜、三柰、山辣，多年生宿根草本，为姜科山柰属植物山柰（*Kaempferia galanga* Linn.）的根茎，根茎块状，单生或数枚连接，淡绿色或绿白色，芳香；分布于广东、广西、云南、台湾等省区，栽培种植。

山柰根茎为芳香健胃剂，有散寒、祛湿、温脾胃、辟恶气的功效，亦可作调味香料。在民间，山柰一直作为药食两用的植物使用，其根茎、叶常用于白切鸡、白斩鸡的食用佐料。据《中国药典》记载，其味辛，性温，有行气温中、消食、止痛的作用；用于胸膈胀满，脘腹冷痛，饮食不消。

“药食同源”物质食疗效果安全评价：

辛，温。归脾、胃经。温中化湿，行气止痛。用于胸腹冷痛、寒湿吐泻、骨鲠喉、牙痛、跌打肿痛等。常用量为5—10克。

98. 西红花

西红花，中药名。为鸢尾科植物番红花（*Crocus sativus* L.）的干燥柱头。引入栽培种，现北京、山东、浙江、四川等地有栽培。具有活血化瘀、凉血解毒、解郁安神的功效。用于经闭症瘕、产后瘀阻、温毒发斑、忧郁痞闷、惊悸发狂。

“药食同源”物质食疗效果安全评价：

味甘，性平。归心、肝经。有活血化瘀、凉血解毒、解郁安神的功效。用于经闭症瘕、产后瘀阻、温毒发斑、忧郁痞闷、惊悸发狂。

99. 草果

草果学名 *Amomum tsaoko* Crevost et Lemarie，是姜科豆蔻属多年生草本植物，茎丛生，高可达 3 米，全株有辛香气，叶片长椭圆形或长圆形，顶端渐尖，基部渐狭，边缘干膜质，两面光滑无毛，叶舌全缘，顶端钝圆，穗状花序不分枝，每花序有花多达 30 朵。

草果是药食两用中药材大宗品种之一，草果作调味香料；全株可提取芳香油。果实入药，具有燥湿健脾、除痰截疟的功能。主治脘腹胀满、反胃呕吐、食积疟疾等症。好多中成药配方离不开它，如透骨搜风丸、益肾丸、开郁舒肝丸、宽胸利膈丸、洁白丸等。

“药食同源”物质食疗效果安全评价：

草果用来烹调菜肴，可去腥除膻，增进菜肴味道，烹制鱼类和肉类时，用了草果其味更佳。炖煮牛羊肉时，放点草果，既能使牛羊肉清香可口，又能去除牛羊肉膻味。草果味辛性温，具有温中健胃、消食顺气的功能，主治心腹疼痛、脘腹胀痛、恶心呕吐、咳嗽痰多等，还能解酒毒，去口臭。但需要提醒的是，气虚或血亏患者忌食草果。

味辛，性温，无毒。入脾经、胃经。燥湿除寒，祛痰截疟，健脾开胃，利水消肿。可用于治疗疟疾、痰饮痞满、脘腹冷痛、反胃、呕吐、泻痢、食积。

100. 姜黄

姜黄学名 *Curcuma longa* L.，又名郁金、宝鼎香、毫命、黄姜等。

该种和郁金的根茎均为中药材“姜黄”的商品来源。姜黄：拣去杂质，用水浸泡，捞起，润透后切片，晾干。片姜黄：拣去杂质及残留须根，刷洗泥屑，晾干。供药用，能行气破瘀、通经止痛。主治胸腹胀痛、肩臂痹痛、月经不调、闭经、跌打损伤。又可提取黄色食用染料；所含姜黄素可作分析化学试剂。

“药食同源”物质食疗效果安全评价：

辛苦，温。主治心腹痞满胀痛、臂痛、症瘕、妇女血瘀经闭、产后瘀停腹痛、跌扑损伤、痈肿。

101. 荜茇

荜拨别名毕勃、荜茇、荜菝、荜拨。胡椒科胡椒属。攀援藤本，长达数米；枝有粗纵棱和沟槽，幼时被极细的粉状短柔毛，毛很快脱落。茎细如箸，叶似蕺叶，子似桑葚，八月采，果穗可入药。产于云南东南至西南部，广西、广东和福建有栽培。荜茇果穗圆柱形，表面黑褐果聚成，断面微红香特异，温中下气呕痛宁。

“药食同源”物质食疗效果安全评价：

辛，热。归胃、大肠经。主治温中散寒、下气止痛。用于脘腹冷痛、呕吐、泄泻、寒凝气滞、胸痹心痛、头痛、牙痛。

102. 党参

党参学名 *Codonopsis pilosula*（Franch.）Nannf.，桔梗科党参属，多年生草本植物，有乳汁。

党参为中国常用的传统补益药，古代以山西上党地区出产的党参为上品，具有补中益气、健脾益肺之功效。党参有增强免疫力、扩张血管、降压、改善微循环、增强造血功能等作用。此外对化疗放疗引起的白细胞下降有提升作用。

“药食同源”物质食疗效果安全评价：

甘，平。补中益气，和胃生津，祛痰止咳。用于脾虚食少便溏、四肢无力、心悸、气短、口干、自汗、脱肛、阴挺。

103. 肉苁蓉

肉苁蓉学名 *Cistanche deserticola* Ma，别名寸芸、苁蓉、查干告亚（蒙语），属濒危种。

肉苁蓉是一种寄生在沙漠树木梭梭根部的寄生植物，从梭梭寄主中吸取养分及水分。素有“沙漠人参”之美誉，具有极高的药用价值，是中国传统的名贵中药材。肉苁蓉在历史上就被西域各国作为上贡朝廷的珍品，也是历代补肾壮阳类处方中使用频度最高的补益药物之一。

“药食同源”物质食疗效果安全评价：

补肾阳，益精血，润肠道。主肾阳虚衰、精血不足之阳痿、遗精、白浊、尿频余沥、腰痛脚弱、耳鸣目花、月经衍期、宫寒不孕、肠燥便秘。

104. 铁皮石斛

铁皮石斛，中药材名。本品为兰科植物铁皮石斛的茎。铁皮石斛适宜在凉爽、湿润、空气畅通的环境生长。生于海拔达 1600 米的山地半阴湿的岩石上，喜温暖湿润气候和半阴半阳的环境，不耐寒。

“药食同源”物质食疗效果安全评价：

味甘，性微寒。滋阴清热，润肺益肾，明目强腰。铁皮石斛具有生津作用，主要表现为促进腺体分泌和脏器运动；铁皮石斛可降低链脲霉素诱发糖尿血糖值；增强机体免疫力。

105. 西洋参

西洋参学名 *Panax quinquefolius*，是五加科人参属多年生草木植物，别名花旗参、洋参、西洋人参，原产于加拿大的大魁北克与美国的威斯康辛州，中国北京怀柔与长白山等地也有种植。

补气养阴，清热生津。用于气虚阴亏、内热、咳喘痰血、失血、虚热烦倦、消渴、口燥喉干。用量 3—6 克。

“药食同源”物质食疗效果安全评价：

西洋参中的皂甙可以有效增强中枢神经，达到静心凝神、消除疲劳、增强记忆力等作用，可适用于失眠、烦躁、记忆力衰退及老年痴呆等症状。

常服西洋参可以抗心律失常、抗心肌缺血、抗心肌氧化、强化心肌收缩能力，冠心病患者症状表现为气阴两虚、心慌气短可长期服用西洋参，疗效显著。

西洋参作为补气保健首选药材，可以促进血清蛋白合成、骨髓蛋白合成、器官蛋白合成等，提高机体免疫力，抑制癌细胞生长，有效抵抗癌症。

长服西洋参可以降低血液凝固性、抑制血小板凝聚、抗动脉粥样硬化并促进红血球生长，增加血色素。

西洋参可以降低血糖、调节胰岛素分泌、促进糖代谢和脂肪代谢，对治疗糖尿病有一定辅助作用。

西洋参性寒，味苦、微甘，归心、肺、肾经，具有补肺降火、养胃生津之功效。

106. 黄芪

黄芪，中药材名。本品为豆科植物蒙古黄芪的根。

主要用于补气固表、托毒排脓、利尿、生肌、气虚乏力、久泻脱肛、自汗、水肿、子宫脱垂、慢性肾炎蛋白尿、糖尿病、疮口久不愈合。

产于中国东北、华北及西北。生于林缘、灌丛或疏林下，亦见于山坡草地或草甸中，中国各地多有栽培，为常用中药材之一。原苏联境内亦有分布。

“药食同源”物质食疗效果安全评价：

黄芪有增强机体免疫功能、保肝、利尿、抗衰老、抗应激、降压和较广泛的抗菌作用。能消除实验性肾炎蛋白尿，增强心肌收缩力，调节血糖含量。黄芪不仅能扩张冠状动脉，改善心肌供血，提高免疫功能，而且能够延缓细胞衰老的进程。

黄芪食用方便，可煎汤、煎膏、浸酒、入菜肴等。

107. 灵芝

灵芝学名 *Ganoderma lucidum* Karst，又称林中灵、琼珍，是多孔菌科真菌灵芝的子实体。具有补气安神、止咳平喘、延年益寿的功效。用于眩晕不眠、心悸气短、神经衰弱、虚劳咳喘。

主要分布于中国浙江、黑龙江、吉林、安徽、江西、湖南、贵州、广东、福建等地。

“药食同源”物质食疗效果安全评价：

灵芝可抗肿瘤。许多专家学者证实灵芝多糖能预防肿瘤的生成和遏制肿瘤的扩散及生长。上海药物研究所通过大量实验提炼出一种新的抗癌机理，就是端粒酶论。灵芝的成分能使癌细胞端粒酶失去存活的条件，促进了癌细胞自然死亡，也就是说灵芝能够杀死癌细胞。

灵芝具有抗衰老作用。灵芝从古代到现代都被称为是永驻青春的上等之品。

灵芝还可防治神经系统疾病。灵芝可以有效防止脑血管疾病的发生。

108. 天麻

天麻，中药材名。本品为兰科植物天麻的根茎。

主要用于息风、定惊，可治疗眩晕眼黑、头风头痛、肢体麻木、半身不遂、语言蹇涩、小儿惊痫动风。

《神农本草经》记载，天麻主恶气，久服益气力，长阴肥健。

《本草衍义》记载，天麻，用根，须别药相佐使，然后见其功，仍须加而用之，人或蜜渍为果，或蒸煮食，用天麻者，深思之则得矣。

“药食同源”物质食疗效果安全评价：

息风，定惊。治眩晕眼黑、头风头痛、肢体麻木、半身不遂、语言蹇涩、小儿惊痫动风。

109. 山茱萸

山茱萸学名 *Cornus officinalis* Sieb. et Zucc.，落叶乔木或灌木；树皮灰褐色；小枝细圆柱形，无毛。

果实称“萸肉”，俗名枣皮，供药用，味酸涩，性微温，为收敛性强壮药，有补肝肾止汗的功效。

产于中国山西、陕西、甘肃、山东、江苏、浙江、安徽、江西、河南、湖南等省。

“药食同源”物质食疗效果安全评价：

果肉内含有16种氨基酸，另外含有大量人体所必需的元素，以及生理活性较强的皂甙原糖、多糖、苹果酸、酒石酸、酚类、树脂、鞣质和维生素A、C等成分。其味酸涩，具有滋补、健胃、利尿、补肝肾、益气血等功效。

主治高血压、腰膝酸痛、眩晕耳鸣、阳萎遗精、月经过多等症。

110. 杜仲叶

杜仲叶是一种杜仲科植物，别名丝棉树、丝棉皮、玉丝皮，与杜仲皮有相同的有效成分和药理作用。来源更丰富，成本更低，具有较好的开发利用前景。

在植物分类学上属杜仲科杜仲属，仅一属一种，极其珍稀。

分布于中国湖南、陕西、甘肃、浙江、河南、湖北、四川、贵州、云南等地。现各地广泛栽种。

“药食同源”物质食疗效果安全评价：

补肝肾，强筋骨，降血压。

用于肝肾不足、头晕目眩、腰膝酸痛、筋骨痿软。

参考来源：

卫生部公布的“既是食品又是药物”即“药食同源”品种食物（按笔画顺序排列）为：丁香、八角茴香、刀豆、小茴香、小蓟、山药、山楂、马齿苋、乌梢蛇、乌梅、木瓜、火麻仁、代代花、玉竹、甘草、白芷、白果、白扁豆、白扁豆花、龙眼（桂圆）肉、决明子、百合、肉豆蔻、肉桂、余甘子、佛手、杏仁（甜、苦）、沙棘、牡蛎、芡实、花椒、赤小豆、阿胶、鸡内金、麦芽、昆布、枣（大枣、酸枣、黑枣）、罗汉果、郁李仁、金银花、青果、鱼腥草、姜（生姜、干姜）、枳椇子、枸杞子、栀子、砂仁、胖大海、茯苓、香橼、香薷、桃仁、桑叶、桑葚、橘红、桔梗、益智仁、荷叶、莱菔子、莲子、高良姜、淡竹叶、淡豆豉、菊花、菊苣、黄芥子、黄精、紫苏、紫苏籽、葛根、黑芝麻、黑胡椒、槐米、槐花、蒲公英、蜂蜜、榧子、酸枣仁、鲜白茅根、鲜芦根、蝮蛇、橘皮、薄荷、薏苡仁、薤白、覆盆子、藿香。

2014 年征求意见扩增：人参、山银花、芫荽、玫瑰花、松花粉、粉葛、布渣叶、夏枯草、当归、山柰、西红花、草果、姜黄、荜茇。

国卫食品便函（2018）8 号文件征求意见，党参、肉苁蓉、铁皮石斛、西洋参、黄芪、灵芝、天麻、山茱萸、杜仲叶 9 种物质列入“药食同源”目录。

按笔画顺序排列：

1. 丁香：参见《中国药典 2015 年版》（一部），中国医药科技出版社 2015 年版，第 4 页。

母丁香：参见《中国药典 2015 年版》（一部），中国医药科技出版社 2015 年版，第 121 页。

2. 八角茴香：参见《中国药典 2015 年版》（一部），中国医药科技出版社 2015 年版，第 4 页。

3. 刀豆：参见《中国药典 2015 年版》（一部），中国医药科技出版社 2015 年版，第 11 页。

4. 小茴香：参见《中国药典 2015 年版》（一部），中国医药科技出版社 2015 年版，第 47 页。

5. 小蓟：参见《中国药典 2015 年版》（一部），中国医药科技出版社 2015 年版，第 48 页。

6. 山药：参见《中国药典 2015 年版》（一部），中国医药科技出版社 2015 年版，第 28 页。

7. 山楂：参见《中国药典 2015 年版》（一部），中国医药科技出版社 2015 年版，第 31 页。

8. 马齿苋：参见《中国药典 2015 年版》（一部），中国医药科技出版社 2015 年版，第 49 页。

9. 乌梢蛇：参见《中国药典 2015 年版》（一部），中国医药科技出版社 2015 年版，第 78 页。

10. 乌梅：参见《中国药典 2015 年版》（一部），中国医药科技出版社 2015 年版，第 79 页。

11. 木瓜：参见《中国药典 2015 年版》（一部），中国医药科技出版社 2015 年版，第 61 页。

12. 火麻仁：参见《中国药典 2015 年版》（一部），中国医药科技出版社 2015 年版，第 80 页。

13. 代代花：参见《中国药典 1977 年版》（一部），人民卫生出版社 1978 年版，第 163 页。

14. 玉竹：参见《中国药典 2015 年版》（一部），中国医药科技出版社 2015 年版，第 84 页。

15. 甘草：参见《中国药典 2015 年版》（一部），中国医药科技出版社 2015 年版，第 86 页。

16. 白芷：参见《中国药典 2015 年版》（一部），中国医药科技出版社 2015 年版，第 105 页。

17. 白果：参见《中国药典 2015 年版》（一部），中国医药科技出版社 2015 年版，第 108 页。

18. 白扁豆：参见《中国药典 2015 年版》（一部），中国医药科技出版社 2015 年版，第 110 页。

19. 白扁豆花：参见“百度百科”同名词条。

20. 龙眼（桂圆）肉：参见《中国药典 2015 年版》（一部），中国医药科技出版社 2015 年版，第 96 页。

21. 决明子：参见《中国药典 2015 年版》（一部），中国医药科技出版社 2015 年版，第 145 页。

22. 百合：参见《中国药典 2015 年版》（一部），中国医药科技出版社 2015 年版，第 132 页。

23. 肉豆蔻：参见《中国药典 2015 年版》（一部），中国医药科技出版社 2015 年版，第 136 页。

24. 肉桂：参见《中国药典 2015 年版》（一部），中国医药科技出版社 2015 年版，第 136 页。

25. 余甘子：参见《中国药典 2015 年版》（一部），中国医药科技出版社 2015 年版，第 179 页。

26. 佛手：参见《中国药典 2015 年版》（一部），中国医药科技出版社 2015 年版，第 178 页。

27. 杏仁：参见《中国药典 2015 年版》（一部），中国医药科技出版社 2015 年版，第 201 页。

28. 沙棘：参见《中国药典 2015 年版》（一部），中国医药科技出版社 2015 年版，第 184 页。

29. 牡蛎：参见《中国药典 2015 年版》（一部），中国医药科技出版社 2015 年版，第 173 页。

30. 芡实：参见《中国药典 2015 年版》（一部），中国医药科技出版社 2015 年版，第 163 页。

31. 花椒：参见《中国药典 2015 年版》（一部），中国医药科技出版社 2015 年版，第 159 页。

32. 赤小豆：参见《中国药典 2015 年版》（一部），中国医药科技出版社 2015 年版，第 157 页。

33. 阿胶：参见《中国药典 2015 年版》（一部），中国医药科技出版社 2015 年版，第 189 页。

34. 鸡内金：参见《中国药典 2015 年版》（一部），中国医药科技出版社 2015 年版，第 193 页。

35. 麦芽：参见《中国药典2015年版》（一部），中国医药科技出版社2015年版，第156页。

36. 昆布：参见《中国药典2015年版》（一部），中国医药科技出版社2015年版，第209页。

37. 枣（大枣、酸枣、黑枣）：

大枣：参见《中国药典2015年版》（一部），中国医药科技出版社2015年版，第22页。

酸枣：参见《中国药典2015年版》（一部），中国医药科技出版社2015年版，第366页。

黑枣：参见“百度百科”同名词条。

38. 罗汉果：参见《中国药典2015年版》（一部），中国医药科技出版社2015年版，第212页。

39. 郁李仁：参见《中国药典2015年版》（一部），中国医药科技出版社2015年版，第207页。

40. 金银花：参见《中国药典2015年版》（一部），中国医药科技出版社2015年版，第221页。

41. 青果：参见《中国药典2015年版》（一部），中国医药科技出版社2015年版，第197页。

42. 鱼腥草：参见《中国药典2015年版》（一部），中国医药科技出版社2015年版，第224页。

43. 姜（生姜、干姜）：

生姜：参见《中国药典2015年版》（一部），中国医药科技出版社2015年版，第101页。

干姜：参见《中国药典2015年版》（一部），中国医药科技出版社2015年版，第14页。

44. 枳椇子：参见“科普中国”同名词条。

45. 枸杞子：参见《中国药典2015年版》（一部），中国医药科技出版社2015年版，第249页。

46. 栀子：参见《中国药典2015年版》（一部），中国医药科技出版社2015年版，第248页。

47. 砂仁：参见《中国药典2015年版》（一部），中国医药科技出版社2015年版，第253页。

48. 胖大海：参见《中国药典2015年版》（一部），中国医药科技出版社2015年版，第261页。

49. 茯苓：参见《中国药典2015年版》（一部），中国医药科技出版社2015年版，第240页。

50. 香橼：参见《中国药典2015年版》（一部），中国医药科技出版社2015年版，第258页。

51. 香薷：参见《中国药典2015年版》（一部），中国医药科技出版社2015年版，第259页。

52. 桃仁：参见《中国药典2015年版》（一部），中国医药科技出版社2015年版，第277页。

53. 桑叶：参见《中国药典2015年版》（一部），中国医药科技出版社2015年版，第297页。

54. 桑葚：参见《中国药典2015年版》（一部），中国医药科技出版社2015年版，第300页。

55. 橘红：参见《中国药典2015年版》（一部），中国医药科技出版社2015年版，第378页。

56. 桔梗：参见《中国药典2015年版》（一部），中国医药科技出版社2015年版，第277页。

57. 益智仁：参见“科普中国”同名词条。

58. 荷叶：参见《中国药典2015年版》（一部），中国医药科技出版社2015年版，第275页。

59. 莱菔子：参见《中国药典2015年版》（一部），中国医药科技出版社2015年版，第272页。

60. 莲子：参见《中国药典2015年版》（一部），中国医药科技出版社2015年版，第273页。

61. 高良姜：参见《中国药典2015年版》（一部），中国医药科技出版社2015年版，第287页。

62. 淡竹叶：参见《中国药典2015年版》（一部），中国医药科技出版社2015年版，第328页。

63. 淡豆豉：参见《中国药典2015年版》（一部），中国医药科技出版社 2015 年版，第 328 页。

64. 菊花：参见《中国药典 2015 年版》（一部），中国医药科技出版社 2015 年版，第 310 页。

65. 菊苣：参见《中国药典 2015 年版》（一部），中国医药科技出版社 2015 年版，第 310 页。

66. 黄芥子：参见“百度百科”同名词条。

67. 黄精：参见《中国药典 2015 年版》（一部），中国医药科技出版社 2015 年版，第 306 页。

68. 紫苏：参见《中国药典 2015 年版》（一部），中国医药科技出版社 2015 年版，第 339 页。

69. 紫苏籽：参见《中国药典 2015 年版》（一部），中国医药科技出版社 2015 年版，第 338 页。

70. 葛根：参见《中国药典 2015 年版》（一部），中国医药科技出版社 2015 年版，第 333 页。

71. 黑芝麻：参见《中国药典 2015 年版》（一部），中国医药科技出版社 2015 年版，第 344 页。

72. 黑胡椒：参见“科普中国”同名词条。

73. 槐米：参见“百度百科”同名词条。

74. 槐花：参见《中国药典 2015 年版》（一部），中国医药科技出版社 2015 年版，第 354 页。

75. 蒲公英：参见《中国药典 2015 年版》（一部），中国医药科技出版社 2015 年版，第 352 页。

76. 蜂蜜：参见《中国药典 2015 年版》（一部），中国医药科技出版社 2015 年版，第 359 页。

77. 榧子：参见《中国药典 2015 年版》（一部），中国医药科技出版社 2015 年版，第 364 页。

78. 酸枣仁：参见《中国药典 2015 年版》（一部），中国医药科技出版社 2015 年版，第 366 页。

79. 鲜白茅根：参见“科普中国”同名词条。

80. 鲜芦根：参见“百度百科”同名词条。

81. 蝮蛇：参见“科普中国”同名词条。

82. 橘皮：参见“科普中国”同名词条。

83. 薄荷：参见《中国药典 2015 年版》（一部），中国医药科技出版社 2015 年版，第 377 页。

84. 薏苡仁：参见《中国药典 2015 年版》（一部），中国医药科技出版社 2015 年版，第 376 页。

85. 薤白：参见《中国药典 2015 年版》（一部），中国医药科技出版社 2015 年版，第 376 页。

86. 覆盆子：参见《中国药典 2015 年版》（一部），中国医药科技出版社 2015 年版，第 382 页。

87. 藿香：参见《中国药典 2015 年版》（一部），中国医药科技出版社 2015 年版，第 45 页。

88. 人参：参见《中国药典 2015 年版》（一部），中国医药科技出版社 2015 年版，第 8 页。

89. 山银花：参见《中国药典 2015 年版》（一部），中国医药科技出版社 2015 年版，第 30 页。

90. 芫荽：参见“百度百科”同名词条。

91. 玫瑰花：参见《中国药典 2015 年版》（一部），中国医药科技出版社 2015 年版，第 200 页。

92. 松花粉：参见《中国药典 2015 年版》（一部），中国医药科技出版社 2015 年版，第 206 页。

93. 粉葛：参见《中国药典 2015 年版》（一部），中国医药科技出版社 2015 年版，第 289 页。

94. 布渣叶：参见《中国药典 2015 年版》（一部），中国医药科技出版社 2015 年版，第 95 页。

95. 夏枯草：参见《中国药典 2015 年版》（一部），中国医药科技出版社 2015 年版，第 280 页。

96. 当归：参见《中国药典 2015 年版》（一部），中国医药科技出版社 2015 年版，第 133 页。

97. 山柰：参见“百度百科”同名词条。

98. 西红花：参见《中国药典 2015 年版》（一部），中国医药科技出版社 2015 年版，第 129 页。

99. 草果：参见《中国药典2015年版》（一部），中国医药科技出版社2015年版，第239页。

100. 姜黄：参见《中国药典2015年版》（一部），中国医药科技出版社2015年版，第264页。

101. 荜茇：参见《中国药典2015年版》（一部），中国医药科技出版社2015年版，第235页。

102. 党参：参见《中国药典2015年版》（一部），中国医药科技出版社2015年版，第281页。

103. 肉苁蓉：参见《中国药典2015年版》（一部），中国医药科技出版社2015年版，第135页。

104. 铁皮石斛：参见《中国药典2015年版》（一部），中国医药科技出版社2015年版，第282页。

105. 西洋参：参见《中国药典2015年版》（一部），中国医药科技出版社2015年版，第131页。

106. 黄芪：参见《中国药典2015年版》（一部），中国医药科技出版社2015年版，第302页。

107. 灵芝：参见《中国药典2015年版》（一部），中国医药科技出版社2015年版，第188页。

108. 天麻：参见《中国药典2015年版》（一部），中国医药科技出版社2015年版，第58页。

109. 山茱萸：参见《中国药典2015年版》（一部），中国医药科技出版社2015年版，第27页。

110. 杜仲叶：参见《中国药典2015年版》（一部），中国医药科技出版社2015年版，第166页。

备注：中国“药食同源”研究“药食同源”药食两用中草药整理课题组胡文臻、孙多龙、实习编辑尚辰宇编辑整理，巢志茂、胡文臻、孙多龙、滕小平、舒泽南、刘金会、余运良等109名杜仲产业化习惯性产品食疗科研专家及临床实践者作评价。

“药食同源”食疗产品开发与评价*

胡文臻　李天明　巢志茂　孙多龙　尚辰宇

亳州华仲金叶医药科技有限公司依据“药食同源”开发目录和《中华人民共和国药典》（简称《中国药典》）2015年版进行开发实验。

《中国药典》2015年版由一部、二部、三部、四部构成，收载品种总计5608种，其中新增1082种。一部收载药材和饮片、植物油脂和提取物、成方制剂和单味制剂等，品种共计2598种，其中新增440种、修订517种，不收载7种。二部收载化学药品、抗生素、生化药品以及放射性药品等，品种共计2603种，其中新增492种、修订415种，不收载28种。三部收载生物制品137种，其中新增13种、修订105种，不收载6种。为解决长期以来各部药典检测方法重复收录，方法之间不协调、不统一、不规范的问题，2015年版药典对各部药典共性附录进行整合，将原附录更名为通则，包括制剂通则、检定方法、标准物质、试剂试药和指导原则。重新建立规范的编码体系，并首次将通则、药用辅料单独作为《中国药典》四部。四部收载通则总计317个，其中制剂通则38个、检验方法240个、指导原则30个、标准物质和试液试药相关通则9个；药用辅料270种，其中新增137种、修订97种，不收载2种。

* 本研究来源于亳州华仲金叶医药科技有限公司“药食同源”食疗产品课题组研发试验。

亳州华仲金叶医药科技有限公司“药食同源”食疗产品科研开发与评价

序号	原材料名称	作用及功能	开发与评价
1	丁香	公丁香：辛，温。归脾、胃、肾经。具有温中降逆、散寒止痛、温肾助阳的功效 母丁香：性味归经，功效应用与公丁香相似而力弱	开发实验：加工制成煮菜（肉）汤料包（食品用材料包装，1公斤肉用量3—7克） 分析评价：改善肠胃，舒缓散寒
2	八角茴香	果实与种子可作调料，还可入药。有健胃止呕等功效。可作调味品，还可作香水、牙膏的原料，也可用在医药上，作驱风剂及兴奋剂	开发实验：加工制成煮菜（肉）汤料包（食品用材料包装，1公斤肉用量3克；1公斤菜用量3克） 分析评价：改善肠胃，健胃止呕
3	刀豆	种子：温中，下气，止呃，益肾补元。散寒止呕，定喘。用于脾胃虚寒、呃逆、呕吐、腹胀、腹泻、肾虚、腰痛、疵气胀痛、怯寒肢冷、面色苍白、痰喘 果壳：通经活血，止泻。用于腰痛、久痢、闭经 根：散瘀止痛。用于跌打损伤、腰痛	开发实验：加工制成刀豆方便菜。每包装260克 分析评价：改善肠胃，益肾补元，通经活血
4	小茴香	主治温肾暖肝、散寒止痛、理气和中 辛散温通，善暖中下二焦，尤以疏肝散寒止痛见长，为治寒疝要药	开发实验：加工制成小茴香冲泡菜。每包装160克 分析评价：温肾暖肝，理气和中
5	小蓟	用于衄血、吐血、尿血、血淋、便血、崩漏、外伤出血、痈肿疮毒	开发实验：加工制成小蓟消炎涂济膏。每包装16克 分析评价：用于涂擦痈肿疮毒
6	山药	健脾，补肺，固肾，益精。治脾虚泄泻、久痢、虚劳咳嗽、消渴、遗精、带下、小便频数。补脾养胃，生津益肺，补肾涩精。用于脾虚食少、久泻不止、肺虚喘咳、肾虚遗精、带下、尿频、虚热消渴。麸炒山药补脾健胃，用于脾虚食少、泄泻便溏、白带过多	开发实验：加工制成山药酱。每包装160克 分析评价：生津益肺，补肾涩精
7	山楂	消食积，散瘀血，驱绦虫。治肉积、症瘕、痰饮、痞满、吞酸、泻痢、肠风、腰痛、疝气产后儿枕痛、恶露不尽、小儿乳食停滞。消食健胃，行气散瘀。用于肉食积滞、胃烷胀满、泻痢腹痛、瘀血经闭、产后瘀阻、心腹刺痛、疝气疼痛、高血脂症	开发实验：加工制成山楂酱。每包装160克 分析评价：消食积，散瘀血，驱绦虫

续表

序号	原材料名称	作用及功能	开发与评价
8	马齿苋	全草供药用，有清热利湿、解毒消肿、消炎、止渴、利尿作用；种子明目；还可作兽药和农药；嫩茎叶可作蔬菜，味酸，也是很好的饲料	开发实验：加工制成马齿苋酱。每包装160克 分析评价：清热利湿、解毒消肿
9	乌梢蛇	主治诸风顽痹、皮肤不仁、风骚湿疹、疥癣热毒、须眉脱落等症典型的食、药两用蛇类	开发实验：加工制成乌梢蛇消炎膏。每包装260克 分析评价：治疗风骚湿疹等
10	乌梅	具有敛肺、涩肠、生津、安蛔之功效。常用于肺虚久咳、久泻久痢、虚热消渴、蛔厥呕吐腹痛	开发实验：加工制成乌梅干。每包装300克 分析评价：常用于肺虚久咳等
11	木瓜	入药有解酒、去痰、顺气、止痢之效。果皮干燥后仍光滑，不皱缩，故有光皮木瓜之称。木材坚硬可作床柱用	开发实验：加工制成木瓜酱。每包装200克 分析评价：去痰、顺气、止痢等
12	火麻仁	火麻仁味甘，性平，归脾、胃、大肠经，能益脾补虚，养阴润燥，通便。用于脚气肿痛；体虚早衰；心阴不足，心悸不安；血虚津伤，肠燥便秘等	开发实验：加工制成火麻仁酱。每包装200克 分析评价：养阴润燥，通便等
13	代代花	理气宽中，开胃止呕，具有抗炎、抗病毒、抗菌、抗肿瘤、胃肠动力作用、抗氧化等药理作用。代代花主要用于治疗胸腹满闷胀痛、恶心呕吐、食积不化等	开发实验：加工制成代代花茶。每包装200克、300克、500克。每次使用5克，茶饮食疗 分析评价：用于茶疗恶心呕吐、食积不化等
14	玉竹	具养阴、润燥、清热、生津、止咳等功效。用作滋补药品，主治热病伤阴、虚热燥咳、心脏病、糖尿病、结核病等症，并可作高级滋补食品、佳肴和饮料，具有保健作用，值得广大农民种植	开发实验：1. 加工制成玉竹茶。每包装200克、300克、500克。每次使用30克，茶饮食疗。2. 加工制成玉竹汤料包（玉竹40克），煮菜肉加入1包 分析评价：有滋补食品功效
15	甘草	用于脾胃虚弱、倦怠乏力、心悸气短、咳嗽痰多、脘腹、四肢挛急疼痛、痈肿疮毒，缓解药物毒性、烈性	开发实验：加工制成甘草茶。每包装200克、300克、500克。每次使用9克，茶饮食疗 分析评价：用于茶疗倦怠乏力

续表

序号	原材料名称	作用及功能	开发与评价
16	白芷	以根入药，有祛病除湿、排脓生肌、活血止痛等功能。主治风寒感冒、头痛、鼻炎、牙痛、眉棱骨痛、鼻渊、寒湿腹痛、肠风痔漏、赤白带下、痈疽疮疡、皮肤燥痒、疥癣等症，亦可作香料	开发实验：加工制成白芷香料包。每包装 50 克。每次使用 50 克 分析评价：有排脓生肌、活血止痛等功能
17	白果	具有通畅血管、保护肝脏、改善大脑功能、润皮肤、抗衰老，治疗老年痴呆症和脑供血不足等功效。治哮喘、痰嗽、白带、白浊、遗精、淋病、小便频数、肺结核，抑菌杀菌，降低血清胆固醇，扩张冠状动脉	开发实验：加工制成白果系列产品。每包装 280 克。例如，白果汤料包，每次使用 20 克 分析评价：具有通畅血管、保护肝脏、改善大脑功能
18	白扁豆	味甘，性微温，有健脾化湿、利尿消肿、清肝明目等功效。用于脾胃虚弱、食欲不振、大便溏泻、白带过多、暑湿吐泻、胸闷腹胀	开发实验：加工制成白果系列产品。每包装 280 克 分析评价：具有健脾化湿、利尿消肿功效
19	白扁豆花	健脾和胃，消暑化湿。治痢疾、泄泻、赤白带下	开发实验：加工制成白扁豆花茶。每包装 280 克。每次使用 10 克 分析评价：消暑化湿
20	龙眼（桂圆）肉	益气补血，增强记忆，安神定志，养血安胎，抗菌，抑制癌细胞，降脂护心，延缓衰老。适用于病后体虚、血虚萎黄、气血不足、神经衰弱、心悸怔忡、健忘失眠等病症	开发实验：加工制成龙眼（桂圆）肉茶。每包装 360 克。每次使用 15 克泡水喝 分析评价：用于益气补血、增强记忆
21	决明子	味苦、甘、咸，性微寒，入肝、肾、大肠经；润肠通便，降脂明目，治疗便秘及高血脂、高血压	开发实验：加工制成决明子产品。每包装 360 克。每次使用 5—15 克 分析评价：清肝明目，利水通便
22	百合	养阴润肺，清心安神。主阴虚久嗽；痰中带血；热病后期；余热未清或情志不遂所致的虚烦惊悸、失眠多梦、精神恍惚、痈肿、湿疮	开发实验：加工制成百合汤。每包装 500 克。每次使用 60—100 克 分析评价：清肝明目，利水通便

续表

序号	原材料名称	作用及功能	开发与评价
23	肉豆蔻	温中涩肠，行气消食。主虚泻、冷痢、脘腹胀痛、食少呕吐、宿食不消	开发实验：加工制成肉豆蔻汤料。每包装300克。每次使用15克 分析评价：用于食少呕吐、宿食不消
24	肉桂	有温中补肾、散寒止痛功能，治腰膝冷痛、虚寒胃痛、慢性消化不良、腹痛吐泻、受寒经闭	开发实验：加工制成肉桂茶。每包装200克。每次使用10克 分析评价：用于慢性消化不良、腹痛吐泻
25	余甘子	果实富含丰富的丙种维生素，供食用，可清热凉血，消食健胃，生津止渴、润肺化痰，治咳嗽、喉痛，解河豚中毒等。树根和叶供药用，能解热清毒，治皮炎、湿疹、风湿痛等	开发实验：加工制成余甘子汤料包。每包装200克。每次使用14克 分析评价：能解热清毒，治皮炎、湿疹、风湿痛等
26	佛手	根、茎、叶、花、果均可入药，辛、苦、甘、温、无毒；入肝、脾、胃三经，有理气化痰、止呕消胀、舒肝健脾、和胃等多种药用功能。对老年人的气管炎、哮喘病有明显的缓解作用；对一般人的消化不良、胸腹胀闷有更为显著的疗效。佛手可制成多种中药材，久服有保健益寿的作用	开发实验：加工制成佛手干菜。每包装400克。每次煮食100克 分析评价：久服有保健益寿的作用
27	杏仁（甜、苦）	苦杏仁止咳平喘，润肠通便。甜杏仁性味甘平，润肺止咳。主要用于虚劳咳嗽。苦杏仁善于降肺气平喘，治肺实的咳喘。甜杏仁偏于滋润，治肺虚肺燥的咳嗽	开发实验：加工制成煮、炒杏仁（甜、苦）。每包装300克。每次食用5克 分析评价：润肺止咳
28	沙棘	含有大量的维生素E、维生素A、黄酮等，具有抗疲劳和增强机体活力及抗癌等特殊药理性能，具有保护和加速修复胃黏膜、增加肠道双歧杆菌的药性，有降减血浆胆固醇、减少血管壁中胆固醇含量的作用，能防治高血脂症和动脉粥样硬化症，并有促进伤口愈合的作用	开发实验：加工制成沙棘食疗汁。每包装300克。每次饮用100克 分析评价：能防治高血脂症和动脉粥样硬化症

续表

序号	原材料名称	作用及功能	开发与评价
29	牡蛎	富含蛋白质、锌、欧米伽3脂肪酸及酪氨酸，胆固醇含量低。其中锌含量极高，有助改善男性性功能。注意：6只牡蛎的含锌量是日需求量的两倍。如果牡蛎不新鲜，容易引起食物中毒	开发实验：加工制成牡蛎果肉酱。每包装300克。每次使用50—100克 分析评价：其中锌含量极高，有助改善男性性功能
30	芡实	益肾固精，补脾止泻，除湿止带。用于遗精滑精、遗尿尿频、脾虚久泻、白浊、带下	开发实验：加工制成芡实颗粒。每包装300克。每次使用18—20克，煮粥食疗 分析评价：益肾固精，补脾止泻
31	花椒	温中散寒，除湿，止痛，杀虫，解鱼腥毒。治积食停饮、心腹冷痛、呕吐、噫呃、咳嗽气逆、风寒湿痹、泄泻、痢疾、疝痛、齿痛、蛔虫病、蛲虫病、阴痒、疮疥	开发实验：加工制成花椒颗粒料包。每包装300克。每次使用3—10克，煮肉、汤菜食疗 分析评价：除湿，止痛，杀虫，解鱼腥毒
32	赤小豆	性平，味甘、酸，能利湿消肿（水肿、脚气、黄疸、泻痢、便血、痈肿）、清热退黄、解毒排脓。有利尿作用，对心脏病和肾病、水肿患者均有益。富含叶酸，产妇、乳母吃红小豆有催乳的功效。具有良好的润肠通便、降血压、降血脂、调节血糖、预防结石、健美减肥的作用。可用于治疗流行性腮腺炎、肝硬化腹水	开发实验：加工制成赤小豆产品。每包装300克。每次使用50—70克，同煮黄瓜食疗。洗净赤小豆。黄瓜或者西瓜皮、白茅根适量放入锅内，加水焖煮至烂熟 分析评价：健脾利湿、降脂，益肾固精，补脾止泻
33	阿胶	滋阴补血，安胎。治血虚、虚劳咳嗽、吐血、衄血、便血、妇女月经不调、崩中、胎漏	开发实验：加工制成阿胶膏。每包装300—1000克。每次使用9—19克，开袋即食 分析评价：安胎
34	鸡内金	健胃消食，涩精止遗，通淋化石用于食积不消、呕吐泻痢、小儿疳积、遗尿、遗精、石淋涩痛、胆胀胁痛	开发实验：加工制成鸡内金杏仁汤料包。每包装9克。每次使用9—19克，煮汤食疗 分析评价：行气止痛，温中健脾

续表

序号	原材料名称	作用及功能	开发与评价
35	麦芽	用于食积不消、脘腹胀痛、脾虚食少、乳汁郁积、乳房胀痛、妇女断乳、肝郁胁痛、肝胃气痛	开发实验：炒麦芽40克，茶叶10克（炒焦），分袋装二味。用沸水冲泡10分钟，每日1剂。每剂可用沸水冲泡1—3次 分析评价：消食健脾，利湿止痢
36	昆布	其所含甘露醇对治疗急性肾功能衰退、脑水肿、乙型脑炎、急性青光眼都有效	开发实验：炒制海带条，泡水饮用，每次使用9克 分析评价：能降低血脂，有明显的抗凝血作用，显著增强机体免疫功能，还有抗肿瘤的作用
37	枣（大枣、酸枣、黑枣）	可供药用，有养胃、健脾、益血、滋补、强身之效，枣仁和根均可入药，枣仁可以安神，为重要药品之一。具有补脾胃、益气血、安心神、调营卫、和药性的功效	开发实验：红枣炒黑后泡茶喝，每次20克。煮水或者泡水 分析评价：具有防治胃寒及胃病效果。红枣泡茶，补气护嗓
38	罗汉果	味甘性凉，归肺、大肠经，有润肺止咳、生津止渴的功效，适用于肺热或肺燥咳嗽、百日咳及暑热伤津口渴等，此外还有润肠通便的功效	开发实验：每日一次一个罗汉果泡水。可以冲泡5—10杯水（200升） 分析评价：有消暑生津、清热润肺、滑肠通便，清咽止咳作用。还有平肝、润肺养颜的功效
39	郁李仁	其性平，味苦、甘，有润肺滑肠、下气利水的功效，能治疗大肠气滞、燥涩不通、小便不利、大腹水肿、四肢浮肿、脚气等症状	开发实验：公司科研开发配方正在试验中 分析评价：用于治疗肠燥便秘临床产品
40	金银花	功效主要是清热解毒，主治温病发热、热毒血痢、痈疽疔毒等	开发实验：加工成袋茶包。以金银花、山楂各9克，热水冲泡，代茶饮。开胃、消食 分析评价：治疗肠燥便秘临床产品

续表

序号	原材料名称	作用及功能	开发与评价
41	青果	含蛋白质、脂肪、碳水化合物、膳食纤维、胡萝卜素、视黄醇当量、维生素B1、维生素B2、尼克酸、维生素C、钙、铁、磷、镁、锌、硒等成分。青果味甘酸，性平，具有清热解毒、利咽化痰、生津止渴、开胃降气、除烦醒酒之功效，适应于治咽喉肿痛、咳嗽吐血、菌痢、癫痫、暑热烦渴、肠炎腹泻等病症	开发实验：青果油以其独特理化指标与保健功能，正在逐步成为21世纪理想的食用油。华仲金叶食品公司使用新型压榨技术制成青果油产品，有300、400克两种规格 分析评价：天然果油汁，有天然保健功效
42	鱼腥草	味辛，性寒凉，归肺经。能清热解毒、消肿疗疮、利尿除湿、清热止痢、健胃消食，用于治实热、热毒、湿邪、疾热为患的肺痈、疮疡肿毒、痔疮便血、脾胃积热等。现代药理实验表明，其具有抗菌、抗病毒、提高机体免疫力、利尿等作用	开发实验：鱼腥草19克、菊花2克、冰糖31克，水700—800毫升，共同加入茶壶煮沸。或者沸水冲泡 分析评价：抗菌、抗病毒、提高机体免疫力。治疗疮疡肿毒
43	姜（生姜、干姜）	生姜用于外感风寒、胃寒呕吐、风寒咳嗽、腹痛腹泻、中鱼蟹毒等病症。还有醒胃开脾、增进食欲的作用 干姜用于脘腹冷痛、呕吐泄泻、肢冷脉微、寒饮喘咳	开发实验：加工制成生姜粉丝。每份100克 分析评价：俗话说："上床萝卜，下床姜"
44	枳椇子	味甘，性平。入胃经、具有解酒毒、止渴除烦、止呕、利大小便之功效。主治醉酒、烦渴、呕吐、二便不利	开发实验：加工成袋装，每袋30克枳椇子，用开水冲泡，然后再将枣片或者枣9克与枳椇子共同放入杯中冲泡 分析评价：止渴除烦，止呕
45	枸杞子	免疫调节、抗衰老、抗肿瘤、抗疲劳、抗辐射损伤、调节血脂、降血糖、降血压、保护生殖系统、提高视力、提高呼吸道抗病能力、美容养颜、滋润肌肤、保护肝脏、增强造血功能	开发实验：加工制成枸杞子袋泡茶，每袋30克（也可以煮汤） 分析评价：调节血脂、降血糖

续表

序号	原材料名称	作用及功能	开发与评价
46	栀子	清热，泻火，凉血。治热病虚烦不眠、黄疸、淋病、消渴、目赤、咽痛、吐血、衄血、血痢、尿血、热毒疮疡、扭伤肿痛	开发实验：加工制成袋装产品，每袋9克，泡水喝 分析评价：祛湿排毒。预防湿热黄疸发生，祛除人体内的湿毒，能预防湿疹和脚气
47	砂仁	味辛，气温，无毒；入足太阴、阳明、少男、厥阴、亦入手太阴，阳明、厥阴。可升可降，降多于升，阳业	开发实验：砂仁是中医常用的一味芳香性药材。加工制成春砂仁（干），每袋15—19克，配合猪肉（汤）使用 分析评价：温胃散寒，调中益气，常服用可健胃、补中、理气
48	胖大海	本品味甘性寒，质轻宣散，上入肺经清宣肺气，为喉科良药。下归大肠经清肠通便，用治热结便秘所致的上部火毒症，因药力较弱，只适用于轻症	开发实验：加工制成胖大海茶，自制蜂蜜适量。沸水浸泡，饮用 分析评价：胖大海、蜂蜜冲泡茶饮，清热润肠，通利大便
49	茯苓	利水渗湿，健脾，宁心。用于水肿尿少、痰饮眩悸、脾虚食少、便溏泄泻、心神不安、惊悸失眠	开发实验：加工制成茯苓袋泡茶，每袋9—16克 分析评价：和中益气
50	香橼	其干片有清香气，味略苦而微甜，性温，无毒。理气宽中，消胀降痰	开发实验：加工制成鲜香橼13—19克（干品7—9克）袋泡茶，开水冲泡代茶饮，可治肝痛、胃气痛 分析评价：具有燥湿化痰的功效
51	香薷	发散风寒，有发汗解表作用，但多用于夏季贪凉，感冒风寒所引起的发热、恶寒、头痛、无汗、呕吐腹泻等症，往往与藿香、佩兰等配合应用，是一味常用的药品	开发实验：加工制成袋泡9克装，用香薷进行煲汤和烧菜 分析评价：帮助防暑降温
52	桃仁	活血祛瘀，润肠通便，止咳平喘。用于经闭痛经、瘕瘕痞块、肺痈肠痈、跌扑损伤、肠燥便秘、咳嗽气喘	开发实验：加工制成干鲜选购包装，每袋包装300克 分析评价：具有活血祛瘀、润肠通便、止咳平喘的功效。核桃仁营养价值非常丰富，可以有效帮助人体补充维生素以及微量元素

续表

序号	原材料名称	作用及功能	开发与评价
53	桑叶	有清肺润燥、止咳、去热、化痰、治盗汗；补肝、清肝明目、治疗头晕眼花、失眠、消除眼部疲劳；消肿、清血，治疗痢疾、腹痛、减肥、除脚气、利大、小肠；抗应激、凉血、降血压、降血脂、预防心肌梗塞、脑溢血、祛头痛、长发；降血糖、抗糖病等作用	开发实验：加工制成袋包装桑叶茶，每小包装 19 克。干鲜选购包装，每袋包装 300 克 分析评价：桑叶是治疗眼睛疾病的重要的药材。用桑叶和竹叶熬水来洗眼睛，可起到明目之效
54	桑葚	桑葚中的脂肪酸具有分解脂肪、降低血脂，防止血管硬化等作用；桑葚含有乌发素，能使头发黑而亮泽；桑葚有改善皮肤（包括头皮）血液供应，营养肌肤，使皮肤白嫩及乌发等作用，并能延缓衰老；桑葚具有免疫促进作用，可以防癌抗癌；桑葚主入肝肾，善滋阴养血、生津润燥，适于肝肾阴血不足及津亏消渴、肠燥等症；常食桑葚可以明目，缓解眼睛疲劳干涩的症状	开发实验：加工制成每包装 36 克桑葚干，每天 1—2 次，去除水肿，促进排便，轻松减肥 分析评价：对水肿型肥胖具有治疗效果
55	橘红	理气宽中，燥湿化痰。用于咳嗽痰多、食积伤酒、呕恶痞闷、小儿吐泻、定嗽化痰	开发实验：加工制成每包装 20 克橘红袋泡茶，每天 1—2 次 分析评价：理气宽中，燥湿化痰
56	桔梗	宣肺，利咽，祛痰，排脓。用于咳嗽痰多、胸闷不畅、咽痛、音哑、肺痈吐脓、疮疡脓成不溃。桔梗为药食两用品种，市场常见桔梗食用形式为腌制和非腌制俩种，代表产品桔梗泡菜是典型的腌制产品，乐田美的桔梗拌菜则是非腌制的代表	开发实验：桔梗可以用来泡水喝。加工制成每包装 15—30 克橘红袋泡茶 分析评价：对咳嗽痰多效果显著
57	益智仁	温脾止泻摄涎，暖肾缩尿固精。用于脾胃虚寒、呕吐、泄泻、腹中冷痛、口多唾涎、肾虚遗尿、尿频、遗精、白浊	开发实验：5—9 克，用水煎服。代茶饮，将益智仁捣碎，与茶一起放入茶杯中，用开水冲泡 分析评价：暖肾缩尿固精
58	荷叶	主治暑热烦渴、头痛眩晕、水肿、食少腹胀、泻痢、白带、脱肛、吐血、衄血、咯血、便血、崩漏、产后恶露不净、损伤瘀血	开发实验：加工制成每袋装 5—9 克陈皮荷叶茶 分析评价：可治疗痰湿型肥胖

续表

序号	原材料名称	作用及功能	开发与评价
59	莱菔子	消食除胀，降气化痰。用于饮食停滞、脘腹胀痛、大便秘结、积滞泻痢、痰壅喘咳	开发实验：采制，夏季果实成熟时采割植株，晒干，搓出种子，除去杂质再晒干。每袋装4—9克 分析评价：主治食积气滞证
60	莲子	补脾止泻，止带，益肾涩精，养心安神。用于脾虚泄泻、带下、遗精、心悸失眠	开发实验：加工制成袋装产品，每袋装7—9克。每大包装300克 分析评价：能增强性欲，也能提高男子精子数量
61	高良姜	温胃止呕，散寒止痛。用于脘腹冷痛、胃寒呕吐、嗳气吞酸	开发实验：加工制成袋装产品，每小袋装12克。每大包装300克。煮粥、煮汤等 分析评价：有止痛、温胃的效果
62	淡竹叶	其性味甘淡，能清心、利尿、祛烦躁，对于牙龈肿痛、口腔炎等有良好的疗效，民间多用其茎叶制作夏日消暑的凉茶饮用。性寒；归心、肺、胃、膀胱经；用于体轻渗泄，具有清热除烦、利尿通淋的功效	开发实验：淡清洁干净竹叶9克、菊花3克、白茅根9克为一个袋包装。放入杯中，沸水冲泡20分钟时饮用 分析评价：清热除烦，利尿通淋
63	淡豆豉	其性味苦寒，具有解表、除烦、宣郁、解毒之功效。用于伤寒热病、寒热、头痛、烦躁、胸闷	开发实验：淡豆豉加工方法尚在研究设计中 分析评价：建议区分咸淡味道和药理作用。以清热除烦、利尿通淋的方向设计
64	菊花	能入药治病，久服或饮菊花茶能令人长寿 菊花肴：由菊花与猪肉、蛇肉炒或与鱼肉、鸡肉煮食的“菊花肉片”，荤中有素，补而不腻，清心爽口，可用于头晕目眩、风热上扰之症的治疗 菊花香气：有疏风、平肝之功，嗅之，对感冒、头痛有辅助治疗作用	开发实验：菊花护膝：将菊花、薄荷叶、陈艾叶各50克，加工为粗末，装入纱布袋中。做成护膝，可祛风除湿、消肿止痛，治疗鹤膝风等关节炎 分析评价：有疏风、平肝之功效

续表

序号	原材料名称	作用及功能	开发与评价
65	菊苣	清热解毒，利尿消肿。主治湿热黄疸、肾炎水肿、胃脘胀痛、食欲不振。还具有健胃等功效	开发实验：菊苣、栀子各9克，小袋包装。每袋充水喝 分析评价：清热解毒，利尿消肿
66	黄芥子	常用的中药材，性温、味辛。有润肺化痰、消肿止痛、温中散寒、利水化瘀、通经络、消肿毒之功效，主治胃寒呕吐、心腹疼痛、肺寒咳嗽、痹症、喉痹、流痰、跌打损伤等症	开发实验：7—14克黄芥子加工碎末，与7克肉桂混合使用 分析评价：活血通络，散寒止痛
67	黄精	性味甘甜，食用爽口。其肉质根状茎肥厚，含有大量淀粉、糖分、脂肪、蛋白质、胡萝卜素、维生素和多种其他营养成分，生食、炖服既能充饥，又有健身之用，可令人气力倍增、肌肉充盈、骨髓坚强，对身体十分有益。黄精根状茎形状有如山芋，山区老百姓常把它当作蔬菜食用	开发实验：干净黄精9克，放入水杯，沸水泡饮 分析评价：日常服用黄精水，可提高体力、抵抗疲劳
68	紫苏	用于感冒风寒：紫苏能散表寒，发汗力较强，用于风寒表症，见恶寒、发热、无汗等症，常配生姜同用；如表症兼有气滞，又可与香附、陈皮等同用 用于胸闷、呕恶等症：紫苏用于脾胃气滞、胸闷、呕恶，不论有无表症，均可应用，都是取其行气宽中的作用，临床常与藿香配伍应用	开发实验：加工制成300克包装，每次用紫苏叶17克煎沸，取药液入脚盆中，先熏蒸后洗脚，20分钟 分析评价：对咳嗽或气喘有效果
69	紫苏籽	可以用作调味料，具有去腥、增鲜、提味的作用。同时具有一定的药用价值，具有下气、清痰、润肺、宽肠的功效	开发实验：加工成300克瓶装紫苏籽油，可以蘸面包吃 分析评价：坚持食用可以降低人体肥胖的发生率

续表

序号	原材料名称	作用及功能	开发与评价
70	葛根	解肌退热，透疹，生津止渴，升阳止泻。用于表证发热、项背强痛、麻疹不透、热病口渴、阴虚消渴、热泻热痢、脾虚泄泻	开发实验：加工制成300克葛根粉袋包装。冲饮或者煮小米粥（慢火煮20分钟熟后，加入用水调好的葛根粉，即可食用。小米60克，葛根粉90克） 分析评价：钙、锌、磷的含量最高，葛粉所含的富“硒”元素，具有一定的防癌抗癌之功效
71	黑芝麻	药食两用，具有补肝肾、滋五脏、益精血、润肠燥等功效，被视为滋补圣品。黑芝麻具有保健功效，可补钙、降血压、乌发润发、提高生育能力、抗衰老。黑芝麻还有护肤美肤的功效与作用，黑芝麻可以使皮肤保持柔嫩、细致和光滑	开发实验：取黑芝麻粉11克、细砂糖3克，加工成小包装袋，每日1袋。还有500克大包装袋 分析评价：滋补肝肾，益血润肠
72	黑胡椒	具有广谱抑菌性，胡椒果、胡椒叶的提取物对某些植物病原菌和食品中常见微生物均具有较强的抑菌作用。胡椒果与胡椒叶具有抗氧化活性、抗肿瘤活性，还具有抗惊厥、抗肥胖、抗抑郁等多种生理活性	开发实验：加工制成300克瓶装产品 分析评价：预防口腔溃疡
73	槐米	凉血止血，清肝降火。主治肠风便血、痔血、尿血、血淋、崩漏、衄血、赤白痢、目赤、疮毒、高血压等病症	开发实验：取菊花3克、槐花4克，制成小包装袋泡茶。大包装500克 分析评价：降火明目，止渴除烦
74	槐花	味苦，性平，无毒，具有清热、凉血、止血、降压的功效。对吐血、尿血、痔疮出血、风热目赤、高血压病、高脂血症、颈淋巴结核、血管硬化、大便带血、糖尿病、视网膜炎、银屑病等有显著疗效；还可以驱虫、治咽炎	开发实验：取菊花3克、绿茶2克、槐花4克，制成小包装袋泡茶。大包装500克 分析评价：降火明目，止渴除烦、降血压、清血脂

续表

序号	原材料名称	作用及功能	开发与评价
75	蒲公英	性味甘，微苦，寒。归肝、胃经。有利尿、缓泻、退黄疸、利胆等功效。治热毒、痈肿、疮疡、内痈、目赤肿痛、湿热、黄疸、小便淋沥涩痛、疔疮肿毒、急性乳腺炎、淋巴腺炎、瘰疬、急性结膜炎、感冒发热、急性扁桃体炎、急性支气管炎、胃炎、肝炎、胆囊炎、尿路感染等。蒲公英可生吃、炒食、做汤，是药食兼用的植物	开发实验：每天可以饮用50克左右的新鲜蒲公英水 分析评价：消炎清热解毒
76	蜂蜜	入药之功有五，清热也，补中也，解毒也，润燥也，止痛也。生则性凉，故能清热；熟则性温，故能补中；甘而平和，故能解毒；柔而濡泽，故能润燥；缓可去急，故能止心腹肌肉疮疡之痛；和可致中，故能调和百药，而与甘草同功	开发实验：加工制成100克、300克、400克、500克包装产品 分析评价：补中，甘而平和，解毒
77	榧子	可以用于多种肠道寄生虫病，如小儿蛔虫、蛲虫、钩虫等，其杀虫能力与中药使君子相当。香榧中脂肪酸和维生素E含量较高，经常食用可润泽肌肤、延缓衰老。食用榧子对保护视力有益，因为它含有较多的维生素A等有益眼睛的成分。对眼睛干涩、易流泪、夜盲等症状有预防和缓解的功效	开发实验：科研开发试验中 分析评价：杀虫消积，润肺止咳
78	酸枣仁	有镇静、催眠、镇痛、抗惊厥、降温作用。对心血管系统的影响：酸枣仁可引起血压持续下降，心传导阻滞	开发实验：取酸枣仁7克、人参3克、茯苓9克，共研为细末小袋包装。每次饮用一半约8克。温水服用 分析评价：有镇静、催眠作用
79	鲜白茅根	凉血止血，清热利尿。用于血热吐血、衄血、尿血、热病烦渴、肺热咳嗽、胃热呕吐、湿热黄疸、水肿尿少、热淋涩痛	开发实验：白茅根洗净，烘干，切段。每包装400克，煮汤食用 分析评价：清热利尿，肺热咳嗽

续表

序号	原材料名称	作用及功能	开发与评价
80	鲜芦根	清热生津，除烦，止呕，利尿。用于热病烦渴、胃热呕吐、肺热咳嗽、肺痈吐脓、热淋涩痛。常配白茅根、车前子等用	开发实验：加工制成500克袋包装芦根产品，煮汤约一次用40克 分析评价：胃热呕吐、肺热咳嗽
81	蝮蛇	祛风，通络，止痛，解毒。用于风湿痹痛、麻风、瘰疬、疮疖、疥癣、痔疾、肿瘤。还可治疗麻风病和麻风反应，以及浸润型肺结核	开发实验：科研开发中 分析评价：止痛，解毒
82	橘皮	有理气调中、燥湿化痰功效，可用于治疗脾胃气滞、脘腹胀满、呕吐或湿浊中阻所致胸闷、纳呆、便溏，但阴津亏损，内有实热者慎用	开发实验：晒干橘子皮茶，每袋包装500克，泡水喝 分析评价：可治疗脾胃气滞、脘腹胀满、呕吐
83	薄荷	是中国常用中药，幼嫩茎尖可作菜食，全草又可入药，治感冒发热喉痛、头痛、目赤疼痛、肌肉疼痛、皮肤风疹瘙痒、麻疹不透等症，此外对痈、疽、疥、癣、漆疮亦有效	开发实验：加工制成干薄荷袋泡茶，每小包装3克 分析评价：全草可入药，治感冒发热喉痛
84	薏苡仁	有利水渗透湿、健脾止泻、除痹、排脓、解毒散结的作用。用于水肿、脚气、小便不利、脾虚泄泻、湿痹拘挛、肺痈、肠痈、赘疣、癌肿	开发实验：加工制成薏苡仁50克小包装、大包装400克 分析评价：健脾止泻
85	薤白	味辛、苦，性温，无毒，具有理气、宽胸、通阳、散结之功效，中医长期用于治疗胸闷刺痛、泻痢后重、肺气喘急等疾病	开发实验：取4—9克，水煎服。外用：捣烂外敷 分析评价：具有理气、宽胸、通阳、散结之功效
86	覆盆子	果实含有相当丰富的维生素A、维生素C、钙、钾、镁等营养元素以及大量纤维。广泛用于镇痛解热，抗血凝，能有效预防血栓。长期食用能有效地保护心脏，预防高血压、血管壁粥样硬化、心脑血管脆化破裂等心脑血管疾病	开发实验：可取白果110克、覆盆子13克、猪肚160克，均为新鲜材料，加工成美食 分析评价：保护心脏，预防高血压、血管壁粥样硬化，壮阳

续表

序号	原材料名称	作用及功能	开发与评价
87	藿香	有杀菌功能，口含一叶可除口臭，预防传染病，并能用作防腐剂。夏季用藿香煮粥或泡茶饮服，对暑湿重症、脾胃湿阻、脘腹胀满、肢体重困、恶心呕吐有效	开发实验：水煮及酒浸制而成藿香正气水 分析评价：口含一叶可除口臭
88	人参	人参的肉质根为著名强壮滋补药，适用于调整血压、恢复心脏功能、神经衰弱及身体虚弱等症，也有祛痰、健胃、利尿、兴奋等功效	开发实验：加工制成小袋包装，每小袋包装 3 克人参切片，大包装 300 克 分析评价：治疗肺气不足、气短喘促、少气乏力、体质虚弱
89	山银花	山银花清热解毒，疏散风热。用于痈肿疔疮、喉痹、丹毒、热毒血痢、风热感冒、温热发病	开发实验：加工制成 3 克金银花小包装，大包装 300 克 分析评价：金银花性寒，具有清热解毒、通经活络的作用
90	芫荽	性温，味辛，具有发汗透疹、消食下气、醒脾和中之功效，主治麻疹初期透出不畅、食物积滞、胃口不开、脱肛等病症。芫荽辛香升散，能促进胃肠蠕动，有助于开胃醒脾，调和中焦；芫荽提取物具有显著的发汗清热透疹的功能，其特殊香味能刺激汗腺分泌，促使机体发汗，透疹	开发实验：洗净，晒干，切碎用。小包装 19 克，大包装 400 克 分析评价：开胃醒脾
91	玫瑰花	味甘微苦、性微温，归肝、脾、胃经；芳香行散；具有舒肝解郁、和血调经的功效；主治胸膈满闷、胃脘、胁肋、乳房胀痛、月经不调、赤白带下、泄泻痢疾、跌打损伤、风痹、痈肿	开发实验：尚处于科研开发试验产品阶段 分析评价：试验治疗跌打损伤
92	松花粉	甘，温。归肝、脾经。收敛止血，燥湿敛疮。用于外伤出血、湿疹、黄水疮、皮肤糜烂、脓水淋漓	开发实验：加工制成干松花粉 7 克泡水喝，7 克小包装，400 克大包装，每次可取 7 克泡水喝 分析评价：具有延缓衰老作用

续表

序号	原材料名称	作用及功能	开发与评价
93	粉葛	性凉，味甘、辛，具有解肌生津、透疹、退热、升阳止泻等功效，主治外感发热头痛、项背强痛、麻疹不透、口渴、泄泻、高血压、眩晕头疼、中风偏瘫、胸痹心痛、酒毒伤中等症	开发实验：取红茶或者乌龙茶7克，加3克葛根制成产品。每小袋包装10克，大包装400克 分析评价：治疗眩晕头疼
94	布渣叶	味酸，性凉。归脾、胃经。有消食化滞、清热利湿的功效。用于饮食积滞、感冒发热、湿热黄疸等症	开发实验：每小袋包装23克，每大袋300克，煮水、凉茶饮用 分析评价：用于感冒、中暑
95	夏枯草	本品苦寒主入肝经，善泻肝火以明目。用于治肝火上炎、目赤肿痛，可配桑叶、菊花、决明子等药用。本品于清肝明目之中，略兼养肝，配当归、枸杞子，可用于肝阴不足、目珠疼痛、至夜尤甚者；亦可配香附、甘草用，如夏枯草散	开发实验：煎汤，每小袋13克，大包装300克 分析评价：清肝明目，散结解毒
96	当归	甘、辛、温。归肝、心、脾经。主血虚诸症、月经不调、经闭、痛经、症瘕结聚、崩漏、虚寒腹痛、痿痹、肌肤麻木、肠燥便难、赤痢后重、痈疽疮疡、跌扑损伤	开发实验：将当归5克、黄芪5克两种中药材混合泡水，开水冲泡饮用。每袋10克装，大袋装400克 分析评价：解除疲劳，治疗目眩耳鸣
97	山柰	辛，温。归脾、胃经。温中化湿，行气止痛。用于胸腹冷痛、寒湿吐泻、骨鲠喉、牙痛、跌打肿痛等。常用量5—10克	开发实验：加工制成每小袋9克、大袋300克产品 分析评价：对纳谷不香、不思饮食具有作用
98	西红花	味甘，性平。归心、肝经。有活血化瘀、凉血解毒、解郁安神的功效。用于经闭症瘕、产后瘀阻、温毒发斑、忧郁痞闷、惊悸发狂	开发实验：加工制成藏红花9克小袋包装，300克大包装 分析评价：喝藏红花泡的花茶，有防治心脑血管疾病的功效。研究发现，适量的藏红花能够保护心脏，还能有效降低高血压。对于治疗心肌梗塞、脑梗塞等心脑血管疾病有着很明显的效果

续表

序号	原材料名称	作用及功能	开发与评价
99	草果	味辛性温，具有温中健胃、消食顺气的功能，主治心腹疼痛、脘腹胀痛、恶心呕吐、咳嗽痰多等，还能解酒毒、去口臭。但需要提醒的是，气虚或血亏患者忌食草果	开发实验：取净草果，拣去杂质，用油砂炒炮，除尽壳皮，将果仁搓散，用盐水拌匀，文火炒至微香，取出，放凉，筛去灰屑即得。草果每200千克，用食盐4千克，每环保纸袋装300克 分析评价：气虚或血亏患者忌食草果
100	姜黄	辛苦，温。主治破血、行气、通经、止痛、心腹痞满胀痛、臂痛、症瘕、妇女血瘀经闭、产后瘀停腹痛、跌扑损伤、痈肿	开发实验：取姜黄90克、细辛90克、白芷90克混合研细。300克玻璃瓶包装或者环保纸袋包装。取适量涂抹于患处，取适量盐水漱口，可治牙痛 分析评价：止痛
101	荜茇	辛，热。归胃、大肠经。主治温中散寒、下气止痛。用于脘腹冷痛、呕吐、泄泻、寒凝气滞、胸痹心痛、头痛、牙痛	开发实验：研末装瓶（100克小瓶），取用1.5—2.6克。外用适量，研末塞龋齿孔中 分析评价：用于脘腹冷痛、呕吐、泄泻、寒凝气滞、胸痹心痛、头痛、牙痛
102	党参	甘，平。补中益气，和胃生津，祛痰止咳。用于脾虚食少便溏、四肢无力、心悸、气短、口干、自汗、脱肛、阴挺	开发实验：取党参290克、黄芪290克、白糖509克。党参、黄芪用冷水浸透，加清水适量，煮30分钟取汁一次，共取3次；将3次药液合并，小火熬至药汁呈黏稠状，停火，加白糖吸干药汁，混合均匀，晒干，压碎，装瓶备用。300克装一小瓶。每日2次，每次10克，用温开水冲饮 分析评价：本品可补脾益气，适用于中老年人气虚型心悸气短、食少便溏、脏器下垂、水肿、气喘、头晕、头痛、眼花等
103	肉苁蓉	补肾阳。主肾阳虚衰、精血不足之阳痿、遗精、白浊、尿频余沥、腰痛脚弱、耳鸣目花、月经衍期、宫寒不孕、肠燥便秘	开发实验：加工制成200克包装产品。每次取9克泡水喝 分析评价：补肾阳、益精血、润肠道

续表

序号	原材料名称	作用及功能	开发与评价
104	铁皮石斛	性味功效：味甘，性微寒。生津养胃，滋阴清热，润肺益肾，明目强腰 生津作用：主要表现为促进腺体分泌和脏器运动 降血糖作用：铁皮石斛可降低链脲霉素诱发糖尿血糖值	开发实验：加工制成铁皮石斛小包装袋9克，大包装400克。煮水饮用效果好 分析评价：增强机体免疫力
105	西洋参	补气保健首选药材，可以促进血清蛋白合成、骨髓蛋白合成、器官蛋白合成等，提高机体免疫力，抑制癌细胞生长，有效抵抗癌症	开发实验：加工制成干西洋参小包装袋7克，大包装300克。放入砂锅内煮汤饮用 分析评价：提高机体免疫力
106	黄芪	有增强机体免疫功能、保肝、利尿、抗衰老、抗应激、降压和较广泛的抗菌作用。能消除实验性肾炎蛋白尿，增强心肌收缩力，调节血糖含量	开发实验：加工制成小包装袋7克，大包装300克。目前公司的黄芪面产品正申请专利、科研试验中 分析评价：黄芪能扩张冠状动脉，改善心肌供血，提高免疫功能
107	灵芝	许多专家学者证实灵芝多糖能预防肿瘤的生成和遏制肿瘤的扩散及生长。上海药物研究所通过大量的实验提炼出一种新的抗癌机理，就是端粒酶论。灵芝的成分能使癌细胞端粒酶失去存活的条件，促进了癌细胞自然死亡，也就是说灵芝能够杀死癌细胞。灵芝还可防治神经系统疾病，可以有效防止脑血管疾病的发生	开发产验：加工制成小包装袋14克，大包装500—1000克。小包装袋放在杯内，用开水冲泡当茶饮，一般成人一天用量10—15克之间，可连续冲泡4次。以出厂说明书为准 分析评价：具有抗衰老作用
108	天麻	息风，定惊。治眩晕眼黑、头风头痛、肢体麻木、半身不遂、语言蹇涩、小儿惊痫动风	开发实验：加工制成干天麻15克小包装，500克大包装。煮汤食用 分析评价：治疗眩晕头痛
109	山茱萸	果肉内含有16种氨基酸，另外含有大量人体所必需的元素以及生理活性较强的皂甙原糖、多糖、苹果酸、酒石酸、酚类、树脂、鞣质和维生素A、C等成分。其味酸涩，具有滋补、健胃、利尿、补肝肾，益气血等功效。主治血压高、腰膝酸痛、眩晕耳鸣、阳萎遗精、月经过多等症	开发实验：取山茱萸7克、五味子7克。将五味子破小碎块，与山茱萸一起置入茶杯内煮沸，沸水焖19分钟后，微凉热即饮。小袋包装14克，大包装400克 分析评价：对腰膝酸痛、眩晕耳鸣具有疗效

续表

序号	原材料名称	作用及功能	开发与评价
110	杜仲叶	补肝肾、强筋骨、降血压。用于肝肾不足、头晕目眩、腰膝酸痛、筋骨痿软	开发实验：加工制成杜仲茶7—19克小袋包装，300克大包装；杜仲叶面，50克、100克、200克包装（见产品包装）；杜仲方便面，150克包装等。以公司实际进入市场（医院）销售产品规格为准 分析评价：补肝肾，强筋骨

参考来源：

按笔画顺序排列：

1. 丁香：参见《中国药典2015年版》（一部），中国医药科技出版社2015年版，第4页。

母丁香：参见《中国药典2015年版》（一部），中国医药科技出版社2015年版，第121页。

2. 八角茴香：参见《中国药典2015年版》（一部），中国医药科技出版社2015年版，第4页。

3. 刀豆：参见《中国药典2015年版》（一部），中国医药科技出版社2015年版，第11页。

4. 小茴香：参见《中国药典2015年版》（一部），中国医药科技出版社2015年版，第47页。

5. 小蓟：参见《中国药典2015年版》（一部），中国医药科技出版社2015年版，第48页。

6. 山药：参见《中国药典2015年版》（一部），中国医药科技出版社2015年版，第28页。

7. 山楂：参见《中国药典2015年版》（一部），中国医药科技出版社2015年版，第31页。

8. 马齿苋：参见《中国药典2015年版》（一部），中国医药科技出版社2015年版，第49页。

9. 乌梢蛇：参见《中国药典2015年版》（一部），中国医药科技出版社2015年版，第78页。

10. 乌梅：参见《中国药典2015年版》（一部），中国医药科技出版社2015年版，第79页。

11. 木瓜：参见《中国药典2015年版》（一部），中国医药科技出版社2015年版，第61页。

12. 火麻仁：参见《中国药典2015年版》（一部），中国医药科技出版社2015年版，第80页。

13. 代代花：参见《中国药典1977年版》（一部），人民卫生出版社1978年版，第163页。

14. 玉竹：参见《中国药典2015年版》（一部），中国医药科技出版社2015年版，第84页。

15. 甘草：参见《中国药典2015年版》（一部），中国医药科技出版社2015年版，第86页。

16. 白芷：参见《中国药典2015年版》（一部），中国医药科技出版社2015年版，第105页。

17. 白果：参见《中国药典2015年版》（一部），中国医药科技出版社2015年版，第108页。

18. 白扁豆：参见《中国药典2015年版》（一部），中国医药科技出版社2015年版，第110页。

19. 白扁豆花：参见“百度百科”同名词条。

20. 龙眼（桂圆）肉：参见《中国药典2015年版》（一部），中国医药科技出版社2015年版，第96页。

21. 决明子：参见《中国药典2015年版》（一部），中国医药科技出版社2015年版，第145页。

22. 百合：参见《中国药典2015年版》（一部），中国医药科技出版社2015年版，第132页。

23. 肉豆蔻：参见《中国药典2015年版》（一部），中国医药科技出版社2015年版，第136页。

24. 肉桂：参见《中国药典2015年版》（一部），中国医药科技出版社2015年版，第136页。

25. 余甘子：参见《中国药典2015年版》（一部），中国医药科技出版社2015年版，第179页。

26. 佛手：参见《中国药典2015年版》（一部），中国医药科技出版社2015年版，第178页。

27. 杏仁：参见《中国药典2015年版》（一部），中国医药科技出版社2015年版，第201页。

28. 沙棘：参见《中国药典2015年版》（一部），中国医药科技出版社2015年版，第184页。

29. 牡蛎：参见《中国药典2015年版》（一部），中国医药科技出版社2015年版，第173页。

30. 芡实：参见《中国药典2015年版》（一部），中国医药科技出版社2015年版，第163页。

31. 花椒：参见《中国药典2015年版》（一部），中国医药科技出版社2015年版，第159页。

32. 赤小豆：参见《中国药典2015年版》（一部），中国医药科技出版社2015年版，第157页。

33. 阿胶：参见《中国药典2015年版》（一部），中国医药科技出版社2015年版，第189页。

34. 鸡内金：参见《中国药典2015年版》（一部），中国医药科技出版社2015年版，第193页。

35. 麦芽：参见《中国药典2015年版》（一部），中国医药科技出版社2015年版，第156页。

36. 昆布：参见《中国药典2015年版》（一部），中国医药科技出版社2015年版，第209页。

37. 枣（大枣、酸枣、黑枣）：

大枣：参见《中国药典2015年版》（一部），中国医药科技出版社2015年版，第22页。

酸枣：参见《中国药典2015年版》（一部），中国医药科技出版社2015年版，第366页。

黑枣：参见"百度百科"同名词条。

38. 罗汉果：参见《中国药典2015年版》（一部），中国医药科技出版社2015年版，第212页。

39. 郁李仁：参见《中国药典2015年版》（一部），中国医药科技出版社2015年版，第207页。

40. 金银花：参见《中国药典2015年版》（一部），中国医药科技出版社2015年版，第221页。

41. 青果：参见《中国药典2015年版》（一部），中国医药科技出版社2015年版，第197页。

42. 鱼腥草：参见《中国药典2015年版》（一部），中国医药科技出版社2015年版，第224页。

43. 姜（生姜、干姜）：

生姜：参见《中国药典2015年版》（一部），中国医药科技出版社2015年版，第101页。

干姜：参见《中国药典2015年版》（一部），中国医药科技出版社2015年版，第14页。

44. 枳椇子：参见“科普中国”同名词条。

45. 枸杞子：参见《中国药典2015年版》（一部），中国医药科技出版社2015年版，第249页。

46. 栀子：参见《中国药典2015年版》（一部），中国医药科技出版社2015年版，第248页。

47. 砂仁：参见《中国药典2015年版》（一部），中国医药科技出版社2015年版，第253页。

48. 胖大海：参见《中国药典2015年版》（一部），中国医药科技出版社2015年版，第261页。

49. 茯苓：参见《中国药典2015年版》（一部），中国医药科技出版社2015年版，第240页。

50. 香橼：参见《中国药典2015年版》（一部），中国医药科技出版社2015年版，第258页。

51. 香薷：参见《中国药典2015年版》（一部），中国医药科技出版社2015年版，第259页。

52. 桃仁：参见《中国药典2015年版》（一部），中国医药科技出版社2015年版，第277页。

53. 桑叶：参见《中国药典2015年版》（一部），中国医药科技出版社2015年版，第297页。

54. 桑葚：参见《中国药典 2015 年版》（一部），中国医药科技出版社 2015 年版，第 300 页。

55. 橘红：参见《中国药典 2015 年版》（一部），中国医药科技出版社 2015 年版，第 378 页。

56. 桔梗：参见《中国药典 2015 年版》（一部），中国医药科技出版社 2015 年版，第 277 页。

57. 益智仁：参见“科普中国”同名词条。

58. 荷叶：参见《中国药典 2015 年版》（一部），中国医药科技出版社 2015 年版，第 275 页。

59. 莱菔子：参见《中国药典 2015 年版》（一部），中国医药科技出版社 2015 年版，第 272 页。

60. 莲子：参见《中国药典 2015 年版》（一部），中国医药科技出版社 2015 年版，第 273 页。

61. 高良姜：参见《中国药典 2015 年版》（一部），中国医药科技出版社 2015 年版，第 287 页。

62. 淡竹叶：参见《中国药典 2015 年版》（一部），中国医药科技出版社 2015 年版，第 328 页。

63. 淡豆豉：参见《中国药典 2015 年版》（一部），中国医药科技出版社 2015 年版，第 328 页。

64. 菊花：参见《中国药典 2015 年版》（一部），中国医药科技出版社 2015 年版，第 310 页。

65. 菊苣：参见《中国药典 2015 年版》（一部），中国医药科技出版社 2015 年版，第 310 页。

66. 黄芥子：参见“百度百科”同名词条。

67. 黄精：参见《中国药典 2015 年版》（一部），中国医药科技出版社 2015 年版，第 306 页。

68. 紫苏：参见《中国药典 2015 年版》（一部），中国医药科技出版社 2015 年版，第 339 页。

69. 紫苏籽：参见《中国药典 2015 年版》（一部），中国医药科技出版社 2015 年版，第 338 页。

70. 葛根：参见《中国药典 2015 年版》（一部），中国医药科技出版社 2015 年版，第 333 页。

71. 黑芝麻：参见《中国药典 2015 年版》（一部），中国医药科技出版社 2015 年版，第 344 页。

72. 黑胡椒：参见“科普中国”同名词条。

73. 槐米：参见“百度百科”同名词条。

74. 槐花：参见《中国药典 2015 年版》（一部），中国医药科技出版社 2015 年版，第 354 页。

75. 蒲公英：参见《中国药典 2015 年版》（一部），中国医药科技出版社 2015 年版，第 352 页。

76. 蜂蜜：参见《中国药典 2015 年版》（一部），中国医药科技出版社 2015 年版，第 359 页。

77. 榧子：参见《中国药典 2015 年版》（一部），中国医药科技出版社 2015 年版，第 364 页。

78. 酸枣仁：参见《中国药典 2015 年版》（一部），中国医药科技出版社 2015 年版，第 366 页。

79. 鲜白茅根：参见“科普中国”同名词条。

80. 鲜芦根：参见“百度百科”同名词条。

81. 蝮蛇：参见“科普中国”同名词条。

82. 橘皮：参见“科普中国”同名词条。

83. 薄荷：参见《中国药典 2015 年版》（一部），中国医药科技出版社 2015 年版，第 377 页。

84. 薏苡仁：参见《中国药典 2015 年版》（一部），中国医药科技出版社 2015 年版，第 376 页。

85. 薤白：参见《中国药典 2015 年版》（一部），中国医药科技出版社 2015 年版，第 376 页。

86. 覆盆子：参见《中国药典 2015 年版》（一部），中国医药科技出版社 2015 年版，第 382 页。

87. 藿香：参见《中国药典 2015 年版》（一部），中国医药科技出版社 2015 年版，第 45 页。

88. 人参：参见《中国药典 2015 年版》（一部），中国医药科技出版社 2015 年版，第 8 页。

89. 山银花：参见《中国药典 2015 年版》（一部），中国医药科技出版社 2015 年版，第 30 页。

90. 芫荽：参见"百度百科"同名词条。

91. 玫瑰花：参见《中国药典 2015 年版》（一部），中国医药科技出版社 2015 年版，第 200 页。

92. 松花粉：参见《中国药典 2015 年版》（一部），中国医药科技出版社 2015 年版，第 206 页。

93. 粉葛：参见《中国药典 2015 年版》（一部），中国医药科技出版社 2015 年版，第 289 页。

94. 布渣叶：参见《中国药典 2015 年版》（一部），中国医药科技出版社 2015 年版，第 95 页。

95. 夏枯草：参见《中国药典 2015 年版》（一部），中国医药科技出版社 2015 年版，第 280 页。

96. 当归：参见《中国药典 2015 年版》（一部），中国医药科技出版社 2015 年版，第 133 页。

97. 山柰：参见"百度百科"同名词条。

98. 西红花：参见《中国药典 2015 年版》（一部），中国医药科技出版社 2015 年版，第 129 页。

99. 草果：参见《中国药典 2015 年版》（一部），中国医药科技出版社 2015 年版，第 239 页。

100. 姜黄：参见《中国药典 2015 年版》（一部），中国医药科技出版社 2015 年版，第 264 页。

101. 荜茇：参见《中国药典 2015 年版》（一部），中国医药科技出版社 2015 年版，第 235 页。

102. 党参：参见《中国药典 2015 年版》（一部），中国医药科技出版社 2015 年版，第 281 页。

103. 肉苁蓉：参见《中国药典 2015 年版》（一部），中国医药科技出版社 2015 年版，第 135 页。

104. 铁皮石斛：参见《中国药典 2015 年版》（一部），中国医药科技出版社 2015 年版，第 282 页。

105. 西洋参：参见《中国药典 2015 年版》（一部），中国医药科技出版社 2015 年版，第 131 页。

106. 黄芪：参见《中国药典 2015 年版》（一部），中国医药科技出版社 2015 年版，第 302 页。

107. 灵芝：参见《中国药典 2015 年版》（一部），中国医药科技出版社 2015 年版，第 188 页。

108. 天麻：参见《中国药典 2015 年版》（一部），中国医药科技出版社 2015 年版，第 58 页。

109. 山茱萸：参见《中国药典 2015 年版》（一部），中国医药科技出版社 2015 年版，第 27 页。

110. 杜仲叶：参见《中国药典 2015 年版》（一部），中国医药科技出版社 2015 年版，第 166 页。

备注：

第一，本科研开发与评价均为亳州华仲金叶医药科技有限公司按照国家“药食同源”产品目录进行产品科研开发的内容。以“药食同源”食疗或者茶疗技术为主要开发目标。这些技术转化为“药食同源”产品时，必须按照标准的生产流水线工艺进行生产。

第二，“药食同源”原材料功能及合作研究实验开发产品项目（习惯性调研、开发产品建议）评价：胡文臻、孙多龙、李天明。

第三，课题组于不同阶段特邀哲学与“药食同源”研究专家胡文臻等 17 名；中医药咨询专业性、营养性、安全性、长期习惯性、杜仲胶囊等产品食用阶段评价专家：巢志茂、李钦、罗臻等 19 名；企业方面专家孙多龙、滕小平、舒泽南、刘金会、余运良等 11 名。

第四，课题组基础资料、目录资料整理：胡文臻、尚辰宇、李莹等 17 名人员。

“药食同源”食疗产品生产企业监督条例

亳州华仲金叶医药科技有限
公司“药食同源”课题组
胡文臻　孙多龙等

第一章　总则

第一条　“药食同源”食疗产品生产企业监督条例，是中国社会科学院社会发展研究中心、中国社会科学出版社与亳州华仲金叶医药科技有限公司合作研究的重要成果，旨在保证企业加工“药食同源”食疗产品安全、有效，保障公众食疗安全、身体健康和生命安全，也是企业生产加工“药食同源”食疗产品的评价研究重要参考标准。

第二条　“药食同源”食疗产品评价主要以《中华人民共和国食品安全法》规定为准，规范食疗产品有：

（一）“药食同源”食疗产品生产和加工，食疗产品销售和合作研究临床观察及合作食疗诊所连锁店经营服务（以下称食疗产品销售）；

（二）“药食同源”食疗产品添加剂的选择与购买和加工生产经营；

（三）用于“药食同源”食疗产品的包装型的环保材料、说明书、配套的容器、洗涤剂、消毒剂和用于加工生产食疗产品设备工具（以下称食疗相关产品）的生产经营；

（四）“药食同源”食疗产品生产企业明确使用食品添加剂、食品相关产品；

（五）“药食同源”食疗产品的环境贮存和运输；

（六）“药食同源”食疗产品生产企业对食疗产品添加剂、食疗相关产品的安全管理；

（七）“药食同源”食疗产品生产企业提供食用的源于农业的初级产品（以下称食用农产品）的质量安全管理，遵守《中华人民共和国农产品质量安全法》《中华人民共和国食品安全法》的规定。企业加工产品过程中，必须严格对照法规进行生产活动。

第三条 “药食同源”食疗产品，必须严格按照医院临床观察数据进行食疗产品观察。

第四条 “药食同源”食疗产品生产企业必须对其生产经营食疗产品的安全承担全部责任。

《中华人民共和国食品安全法》明确指出，食品生产经营者应当依照法律、法规和食品安全标准从事生产经营活动，保证食品安全，诚信自律，对社会和公众负责，接受社会监督，承担社会责任。

国务院食品药品监督管理部门依照《食品安全法》和国务院规定的职责，对食品生产经营活动实施监督管理。

国务院卫生行政部门依照《食品安全法》和国务院规定的职责，组织开展食品安全风险监测和风险评估，会同国务院食品药品监督管理部门制定并公布食品安全国家标准。

国务院其他有关部门依照《食品安全法》和国务院规定的职责，承担有关食品安全工作。

县级以上地方人民政府对本行政区域的食品安全监督管理工作负责，统一领导、组织、协调本行政区域的食品安全监督管理工作以及食品安全突发事件应对工作，建立健全食品安全全程监督管理工作机制和信息共享机制。

县级以上地方人民政府依照《食品安全法》和国务院的规定，确定本级食品药品监督管理、卫生行政部门和其他有关部门的职责。有关部门在各自职责范围内负责本行政区域的食品安全监督管理工作。

县级人民政府食品药品监督管理部门可以在乡镇或者特定区域设

立派出机构。

县级以上地方人民政府实行食品安全监督管理责任制。上级人民政府负责对下一级人民政府的食品安全监督管理工作进行评议、考核。

县级以上地方人民政府负责对本级食品药品监督管理部门和其他有关部门的食品安全监督管理工作进行评议、考核。

县级以上人民政府食品药品监督管理部门和其他有关部门应当加强沟通、密切配合，按照各自职责分工，依法行使职权，承担责任。

第五条　"药食同源"食疗产品生产企业必须严格自律，按照企业章程建立健全食品行业规范和奖惩机制。与相关协会组织合作，提供企业食疗产品安全信息、技术等服务。要把安全工作放在第一位。

第六条　"药食同源"食疗产品生产企业要组织企业职工常年开展食品安全的宣传教育，普及食品安全知识。开展食品安全法律、法规以及食品安全标准和知识的普及工作，提倡健康的食疗方式。

中国"药食同源"研究集刊与公司合作研究的出版成果新闻发布会实行媒体公布制度，对食疗产品和合作研究成果进行发布。其全部调研过程、生产过程、销售过程均接受社会监督，开展食品安全法律、法规以及食品安全标准和知识的公益宣传，宣传报道必须坚持真实、公正。

第七条　中国"药食同源"研究集刊开展食疗产品临床观察工作是对症状者、患者、需要食疗者的健康知识传播和食疗产品食用实践活动。以此将哲学的方法与国家鼓励和支持开展与食品安全有关的基础研究、应用对策研究结合起来，进行哲学方法实践活动；以哲学视角研究和分析、鼓励和支持"药食同源"食疗产品生产者为提高食疗安全进行的技术和先进管理经验的不断总结。

特别是加快研究推出无毒性产品，加快淘汰剧毒、高毒、高残留农药，推动替代产品的研发和应用，鼓励使用高效低毒低残留农药。长期开展哲学社会科学应用对策研究非常重要。

第八条　"药食同源"食疗产品进入市场，欢迎社会各界、任何组织或者个人举报违法食品安全相关法律法规行为，依法向有关部门了解食品安全信息，对食品安全监督管理工作提出意见和建议。同时，企业有权重奖举报人、依照法律打击生产假冒伪劣食疗产品的企业或者个人。

第二章 “药食同源”食疗产品安全风险监测和评价

第九条 《中华人民共和国食品安全法》第十四、十五条明确指出：国家建立食品安全风险监测制度，对食源性疾病、食品污染以及食品中的有害因素进行监测。

国务院卫生行政部门会同国务院食品药品监督管理、质量监督等部门，制定、实施国家食品安全风险监测计划。

国务院食品药品监督管理部门和其他有关部门获知有关食品安全风险信息后，应当立即核实并向国务院卫生行政部门通报。对有关部门通报的食品安全风险信息以及医疗机构报告的食源性疾病等有关疾病信息，国务院卫生行政部门应当会同国务院有关部门分析研究，认为必要的，及时调整国家食品安全风险监测计划。

省、自治区、直辖市人民政府卫生行政部门会同同级食品药品监督管理、质量监督等部门，根据国家食品安全风险监测计划，结合本行政区域的具体情况，制定、调整本行政区域的食品安全风险监测方案，报国务院卫生行政部门备案并实施。

承担食品安全风险监测工作的技术机构应当根据食品安全风险监测计划和监测方案开展监测工作，保证监测数据真实、准确，并按照食品安全风险监测计划和监测方案的要求报送监测数据和分析结果。

食品安全风险监测工作人员有权进入相关食用农产品种植养殖、食品生产经营场所采集样品、收集相关数据。采集样品应当按照市场价格支付费用。

第十条 “药食同源”食疗产品安全风险监测和评价。

根据“药食同源”食疗食品安全风险监测结果，可能存在食品安全隐患的，县级以上人民政府卫生行政部门应当及时将相关信息通报同级食品药品监督管理等部门，并报告本级人民政府和上级人民政府卫生行政部门。

“药食同源”食疗产品安全风险监测和评价指标，严格遵守《中华人民共和国食品安全法实施条例》第三条规定，执行强制标准。

（一）食品相关产品中的致病性微生物、农药残留、兽药残留、重金属、污染物质以及其他危害人体健康物质的限量规定。

（二）食品添加剂的品种、使用范围、用量。

（三）专供婴幼儿的主辅食品的营养成分要求。

（四）对与食品安全、营养有关的标签、标识、说明书的要求。

（五）与食品安全有关的质量要求。

（六）食品检验方法与规程。

（七）其他需要制定为食品安全标准的内容。

（八）食品中所有的添加剂必须详细列出。

（九）食品生产经营过程的卫生要求。

《中华人民共和国食品安全法实施条例》第三条明确规定：食品生产经营者应当依照法律、法规和食品安全标准从事生产经营活动，建立健全食品安全管理制度，采取有效管理措施，保证食品安全。食品生产经营者对其生产经营的食品安全负责，对社会和公众负责，承担社会责任。

《中华人民共和国食品安全法》第二十五条明确规定：食品安全标准是强制执行的标准。亳州华仲金叶医药科技有限公司生产“药食同源”食疗产品严格执行相关法律规定。

第十一条　“药食同源”食疗产品生产企业必须通过省市县卫计委、药品食品监督管理局对生产场地的严格检查验收，获得食品生产许可证。

《中华人民共和国食品安全法》明确指出：国家建立食品安全风险评估制度，运用科学方法，根据食品安全风险监测信息、科学数据以及有关信息，对食品、食品添加剂、食品相关产品中生物性、化学性和物理性危害因素进行风险评估。

国务院卫生行政部门负责组织食品安全风险评估工作，成立由医学、农业、食品、营养、生物、环境等方面的专家组成的食品安全风险评估专家委员会进行食品安全风险评估。食品安全风险评估结果由国务院卫生行政部门公布。

对农药、肥料、兽药、饲料和饲料添加剂等的安全性评估，应当有食品安全风险评估专家委员会的专家参加。

食品安全风险评估不得向生产经营者收取费用，采集样品应当按照市场价格支付费用。

《中华人民共和国食品安全法》第十八条明确规定，有下列情形之一的，应当进行食品安全风险评估：

（一）通过食品安全风险监测或者接到举报发现食品、食品添加剂、食品相关产品可能存在安全隐患的；

（二）为制定或者修订食品安全国家标准提供科学依据需要进行风险评估的；

（三）为确定监督管理的重点领域、重点品种需要进行风险评估的；

（四）发现新的可能危害食品安全因素的；

（五）需要判断某一因素是否构成食品安全隐患的；

（六）国务院卫生行政部门认为需要进行风险评估的其他情形。

《中华人民共和国食品安全法》第十九条明确规定：国务院食品药品监督管理、质量监督、农业行政等部门在监督管理工作中发现需要进行食品安全风险评估的，应当向国务院卫生行政部门提出食品安全风险评估的建议，并提供风险来源、相关检验数据和结论等信息、资料。属于本法第十八条规定情形的，国务院卫生行政部门应当及时进行食品安全风险评估，并向国务院有关部门通报评估结果。

《中华人民共和国食品安全法》第二十一条明确规定：食品安全风险评估结果是制定、修订食品安全标准和实施食品安全监督管理的科学依据。

经食品安全风险评估，得出食品、食品添加剂、食品相关产品不安全结论的，国务院食品药品监督管理、质量监督等部门应当依据各自职责立即向社会公告，告知消费者停止食用或者使用，并采取相应措施，确保该食品、食品添加剂、食品相关产品停止生产经营；需要制定、修订相关食品安全国家标准的，国务院卫生行政部门应当会同国务院食品药品监督管理部门立即制定、修订。

第十二条 “药食同源”食疗产品生产企业，应该加强与信誉好的食疗产品生产企业、生产经营者，食品检验机构、认证机构，食品行业协会、消费者协会以及经常报道食疗产品的新闻媒体等机构的合作监督关系，就食品安全风险评估信息和食品安全监督管理信息进行经常性、座谈式交流沟通，及时掌握信息，解决问题。

第三章 "药食同源"食疗产品安全标准

第十三条 执行《中华人民共和国食品安全法》明确规定的食品产品安全标准，合作研究企业必须无条件执行，"药食同源"食疗产品生产加工过程必须遵守《中华人民共和国食品安全法》的相关规定。

《中华人民共和国食品安全法》第二十四条明确规定：制定食品安全标准，应当以保障公众身体健康为宗旨，做到科学合理、安全可靠。

《中华人民共和国食品安全法》第二十五条明确规定：食品安全标准是强制执行的标准。除食品安全标准外，不得制定其他食品强制性标准。

本"药食同源"食疗产品安全标准参照《中华人民共和国食品安全法》相关规定执行。

《中华人民共和国食品安全法》第二十六条明确规定：食品安全标准应当包括下列内容：

（一）食品、食品添加剂、食品相关产品中的致病性微生物，农药残留、兽药残留、生物毒素、重金属等污染物质以及其他危害人体健康物质的限量规定；

（二）食品添加剂的品种、使用范围、用量；

（三）专供婴幼儿和其他特定人群的主辅食品的营养成分要求；

（四）对与卫生、营养等食品安全要求有关的标签、标志、说明书的要求；

（五）食品生产经营过程的卫生要求；

（六）与食品安全有关的质量要求；

（七）与食品安全有关的食品检验方法与规程；

（八）其他需要制定为食品安全标准的内容。

第十四条 “药食同源”食疗产品的加工制作方法必须完全符合国家食品药品监督管理部门制定的相关规定。

“药食同源”食疗产品生产企业必须认真学习并严格遵守“食品中农药残留、兽药残留的限量规定及其检验方法与规程由国务院卫生行政部门、国务院农业行政部门会同国务院食品药品监督管理部门制定”等相关规定。

同时，要学习了解“屠宰畜、禽的检验规程由国务院农业行政部门会同国务院卫生行政部门制定”等强制性规定标准，以及“食品安全国家标准应当经国务院卫生行政部门组织的食品安全国家标准审评委员会审查通过。食品安全国家标准审评委员会由医学、农业、食品、营养、生物、环境等方面的专家以及国务院有关部门、食品行业协会、消费者协会的代表组成，对食品安全国家标准草案的科学性和实用性等进行审查”的法律明确规定。

第十五条 “药食同源”食疗产品以区域地方特色食品为基础开发，人们长年生活习惯形成了食品安全的认知度、满意度。

企业的行为是抓住市场与生存机会，严格执行食品安全法，合法生产食疗产品。并在此基础上，积极与省、自治区、直辖市人民政府卫生行政部门联系申请，制定并公布食品安全地方标准，报国务院卫生行政部门备案。待特色食疗食品安全国家标准制定完成后，该地方标准即行废止。

第十六条 《中华人民共和国食品安全法》第三十条明确规定：国家鼓励食品生产企业制定严于食品安全国家标准或者地方标准的企业标准,在本企业适用，并报省、自治区、直辖市人民政府卫生行政部门备案。

《中华人民共和国食品安全法》第三十一条明确规定：省级以上人民政府卫生行政部门应当在其网站上公布制定和备案的食品安全国家标准、地方标准和企业标准，供公众免费查阅、下载。对食品安全标准执行过程中的问题，县级以上人民政府卫生行政部门应当会同有关部门及时给予指导、解答。

第四章 “药食同源”食疗产品生产销售

第十七条 亳州华仲金叶医药科技有限公司加工生产、食疗产品销售和生产经营应当符合《中华人民共和国食品安全法》食品安全标准，企业在申请生产许可证期间，专门监督加工生产的政府管理部门人员进入厂区认真检查各个环节，确保企业对照进行，符合《中华人民共和国食品安全法》的主要管理内容，以及结合企业食疗产品优势，增加的部分严格条款要求。

（一）具有与生产经营的食品品种、数量相适应的食品原料处理和食品加工、包装、贮存等场所，保持该场所环境整洁，并与有毒、有害场所以及其他污染源保持规定的距离；

本企业加工“药食同源”系列食疗产品的设备是合作研究与保证质量的，并且每一批次具体到每一个小包装，其流向只有食疗产品销售总监和电子信息记录程序知道，假冒伪劣行为会被跟踪解决。

（二）具有与生产经营的食品品种、数量相适应的生产经营设备或者设施，有相应的消毒、更衣、盥洗、采光、照明、通风、防腐、防尘、防蝇、防鼠、防虫、洗涤以及处理废水、存放垃圾和废弃物的设备或者设施；

本企业加工“药食同源”食疗产品从第一步到最后一步严格按照专利技术生产要求，以半自动化控制执行。

（三）有专职或者兼职的食品安全专业技术人员、食品安全管理人员和保证食品安全的规章制度；

本企业的“药食同源”食疗产品销售控制权在公司最高层。实践中具体掌握在总销售监理手中，严格签订遵守食品安全法关于食疗产品不得使用治疗疾病等用语的职业工作纪律协议书。

从省级医院合作研究临床观察数据开始布局到乡村诊所食疗产品销售，均建议在医疗单位医生指导下，根据患者营养需要进行食疗。

食疗产品销售总监是食疗产品销售的市场主要话语权者之一，必须培训业务员严格遵守食疗产品是患者需要的营养产品，必须在医生建议指导下使用。

中国“药食同源”研究集刊是推荐食疗产品话语权者之一，在严格遵守食品安全法基础上推荐合作研究医疗单位开设营养科，引进“药食同源”食疗产品，在医生指导下食用。

食疗产品销售是企业生产高质量、安全、有效的产品信息与各个医疗单位食疗临床实践的延伸，也是话语权的组成部分之一。

这些都是在《食品安全法》的治理下的企业活动和食疗产品生产企业高层充分信赖的经营手段。

质量是企业的生命，销售的是产品的质量。

（四）具有合理的设备布局和工艺流程，防止待加工食品与直接入口食品、原料与成品交叉污染，避免食品接触有毒物、不洁物；

本企业“药食同源”食疗产品的长期生产实践活动中，企业职工在食品加工环节保证原料与成品不出现交叉污染，特别是食疗产品原料有配方和特别技术规程要求。例如，黄芪汤面系列、杜仲面系列技术规程。

（五）“药食同源”食疗产品须明确按照《食品安全法》提示，使用者对餐具、饮具和盛放直接入口食品的容器，使用前应当洗净、消毒，炊具、用具用后应当洗净，保持清洁；

（六）“药食同源”食疗产品生产、加工过程，严格执行《食品安全法》的规定，食品贮存、运输和装卸食品的容器、工具和设备应当安全、无害，保持清洁，防止食品污染，并符合保证食品安全所需的温度、湿度等特殊要求，不得将食品与有毒、有害物品一同贮存、运输；

（七）直接入口的食品应当使用无毒、清洁的包装材料、餐具、饮具和容器；

（八）按照《食品安全法》规定，“药食同源”食疗产品生产经营人员应当保持个人卫生，生产经营食品时，应当将手洗净，穿戴清洁的工作衣、帽等；销售无包装的直接入口食品时，应当使用无毒、清洁的容器、售货工具和设备；

（九）“药食同源”食疗产品生产须严格遵守《食品安全法》的规定，用水应当符合国家规定的生活饮用水卫生标准，食疗产品生产企业按照食疗产品配方使用比例型的标准生活用水；

（十）“药食同源”食疗产品加工环节过程中必须严格遵守《食品安全法》的明确规定，使用的洗涤剂、消毒剂应当对人体安全、无害；

（十一）“药食同源”食疗产品基本原料要从品质基地选择，要遵守《食品安全法》的相关法律法规要求。

第十八条 亳州华仲金叶医药科技有限公司加工生产食疗产品严格遵守《中华人民共和国食品安全法》第三十四条关于明确禁止生产经营下列食品、食品添加剂、食品相关产品的规定：

（一）用非食品原料生产的食品或者添加食品添加剂以外的化学物质和其他可能危害人体健康物质的食品，或者用回收食品作为原料生产的食品；

（二）致病性微生物，农药残留、兽药残留、生物毒素、重金属等污染物质以及其他危害人体健康的物质含量超过食品安全标准限量的食品、食品添加剂、食品相关产品；

（三）用超过保质期的食品原料、食品添加剂生产的食品、食品添加剂；

（四）超范围、超限量使用食品添加剂的食品；

（五）营养成分不符合食品安全标准的专供婴幼儿和其他特定人群的主辅食品；

（六）腐败变质、油脂酸败、霉变生虫、污秽不洁、混有异物、掺假掺杂或者感官性状异常的食品、食品添加剂；

（七）病死、毒死或者死因不明的禽、畜、兽、水产动物肉类及其制品；

（八）未按规定进行检疫或者检疫不合格的肉类，或者未经检验或者检验不合格的肉类制品；

（九）被包装材料、容器、运输工具等污染的食品、食品添加剂；

（十）标注虚假生产日期、保质期或者超过保质期的食品、食品添加剂；

（十一）无标签的预包装食品、食品添加剂；

（十二）国家为防病等特殊需要明令禁止生产经营的食品；

（十三）其他不符合法律、法规或者食品安全标准的食品、食品添加剂、食品相关产品。

亳州华仲金叶医药科技有限公司加工生产的“药食同源”产品，严格遵守《中华人民共和国食品安全法》第三十五条的明确规定：国家对食品生产经营实行许可制度。从事食品生产、食品销售、餐饮服务，应当依法取得许可。但是，销售食用农产品，不需要取得许可。

严格遵守《中华人民共和国食品安全法》第三十七条的明确规定：利用新的食品原料生产食品，或者生产食品添加剂新品种、食品相关产品新品种，应当向国务院卫生行政部门提交相关产品的安全性评估材料。国务院卫生行政部门应当自收到申请之日起六十日内组织审查；对符合食品安全要求的，准予许可并公布；对不符合食品安全要求的，不予许可并书面说明理由。

亳州华仲金叶医药科技有限公司生产“药食同源”目录许可范围的食疗产品，严格遵守《中华人民共和国食品安全法》第三十八条的明确规定：生产经营的食品中不得添加药品，但是可以添加按照传统既是食品又是中药材的物质。按照传统既是食品又是中药材的物质目录由国务院卫生行政部门会同国务院食品药品监督管理部门制定、公布。

亳州华仲金叶医药科技有限公司严格遵守国家食品添加剂生产许可制度。生产食品添加剂应当符合法律、法规和食品安全国家标准。食品生产经营者应当按照食品安全国家标准使用食品添加剂。生产食品相关产品应当符合法律、法规和食品安全国家标准。国家建立食品安全全程追溯制度。

《中华人民共和国食品安全法》第四十二条明确规定：食品生产经营者应当依照本法的规定，建立食品安全追溯体系，保证食品可追溯。国家鼓励食品生产经营者采用信息化手段采集、留存生产经营信息，建立食品安全追溯体系。

第十九条 亳州华仲金叶医药科技有限公司生产“药食同源”食疗产品，遵守《中华人民共和国食品安全法》第四十三条明确规定：地方各级人民政府应当采取措施鼓励食品规模化生产和连锁经营、配送。

“华仲金叶”“仲药名方”食疗诊所连锁经营店是本企业的销售

渠道，可以向国内外延伸。该经营手段完全符合现代企业发展模式，在"药食同源"食疗品牌建设过程中，食疗诊所是我国和世界健康生活中的新型原创销售模式。

亳州华仲金叶医药科技有限公司积极响应国家鼓励食品生产经营企业参加食品安全责任保险。

"药食同源"食疗产品生产经营过程控制必须重视《中华人民共和国食品安全法》第四十四条明确规定：食品生产经营企业应当建立健全食品安全管理制度，对职工进行食品安全知识培训，加强食品检验工作，依法从事生产经营活动。

食品生产经营企业的主要负责人应当落实企业食品安全管理制度，对本企业的食品安全工作全面负责。

食品生产经营企业应当配备食品安全管理人员，加强对其培训和考核。经考核不具备食品安全管理能力的，不得上岗。食品药品监督管理部门应当对企业食品安全管理人员随机进行监督抽查考核并公布考核情况。监督抽查考核不得收取费用。

《中华人民共和国食品安全法》第四十五条明确规定：食品生产经营者应当建立并执行从业人员健康管理制度。患有国务院卫生行政部门规定的有碍食品安全疾病的人员，不得从事接触直接入口食品的工作。

从事接触直接入口食品工作的食品生产经营人员应当每年进行健康检查，取得健康证明后方可上岗工作。

《中华人民共和国食品安全法》第四十六条明确规定：食品生产企业应当就下列事项制定并实施控制要求，保证所生产的食品符合食品安全标准：

（一）原料采购、原料验收、投料等原料控制；

（二）生产工序、设备、贮存、包装等生产关键环节控制；

（三）原料检验、半成品检验、成品出厂检验等检验控制；

（四）运输和交付控制。

《中华人民共和国食品安全法》第四十七条明确规定：食品生产经营者应当建立食品安全自查制度，定期对食品安全状况进行检查评价。生产经营条件发生变化，不再符合食品安全要求的，食品生产经营者应当立即采取整改措施；有发生食品安全事故潜在风险的，应当立即停止食品生产经营活动，并向所在地县级人民政府食品药品监督管理部门报告。

《中华人民共和国食品安全法》第四十八条明确规定：国家鼓励食品生产经营企业符合良好生产规范要求，实施危害分析与关键控制点体系，提高食品安全管理水平。

对通过良好生产规范、危害分析与关键控制点体系认证的食品生产经营企业，认证机构应当依法实施跟踪调查；对不再符合认证要求的企业，应当依法撤销认证，及时向县级以上人民政府食品药品监督管理部门通报，并向社会公布。认证机构实施跟踪调查不得收取费用。

亳州华仲金叶医药科技有限公司“药食同源”食疗产品的经营销售严格遵守《中华人民共和国食品安全法》第五十三条的明确规定：食品经营者采购食品，应当查验供货者的许可证和食品出厂检验合格证或者其他合格证明（以下称合格证明文件）。

食品经营企业应当建立食品进货查验记录制度，如实记录食品的名称、规格、数量、生产日期或者生产批号、保质期、进货日期以及供货者名称、地址、联系方式等内容，并保存相关凭证。记录和凭证保存期限应当符合本法第五十条第二款的规定。

实行统一配送经营方式的食品经营企业，可以由企业总部统一查验供货者的许可证和食品合格证明文件，进行食品进货查验记录。

从事食品批发业务的经营企业应当建立食品销售记录制度，如实记录批发食品的名称、规格、数量、生产日期或者生产批号、保质期、销售日期以及购货者名称、地址、联系方式等内容，并保存相关凭证。记录和凭证保存期限应当符合本法第五十条第二款的规定。

亳州华仲金叶医药科技有限公司严格遵守《中华人民共和国食品安全法》第五十四条的明确规定：食品经营者应当按照保证食品安全的要求贮存食品，定期检查库存食品，及时清理变质或者超过保质期的食品。

食品经营者贮存散装食品，应当在贮存位置标明食品的名称、生产日期或者生产批号、保质期、生产者名称及联系方式等内容。

第二十条 亳州华仲金叶医药科技有限公司严格遵守《中华人民共和国食品安全法》第五十七条的明确规定：学校、托幼机构、养老机构、建筑工地等集中用餐单位的食堂应当严格遵守法律、法规和食品安全标准；从供餐单位订餐的，应当从取得食品生产经营许可的企业订购，并按照要求对订购的食品进行查验。供餐单位应当严格遵守法律、法规和食品安全标准，当餐加工，确保食品安全。

学校、托幼机构、养老机构、建筑工地等集中用餐单位的主管部门应当加强对集中用餐单位的食品安全教育和日常管理，降低食品安全风险，及时消除食品安全隐患。

亳州华仲金叶医药科技有限公司严格遵守《中华人民共和国食品安全法》第六十二条的明确规定：网络食品交易第三方平台提供者应当对入网食品经营者进行实名登记，明确其食品安全管理责任；依法应当取得许可证的，还应当审查其许可证。

网络食品交易第三方平台提供者发现入网食品经营者有违反本法规定行为的，应当及时制止并立即报告所在地县级人民政府食品药品监督管理部门；发现严重违法行为的，应当立即停止提供网络交易平台服务。

亳州华仲金叶医药科技有限公司严格遵守《中华人民共和国食品安全法》第六十三条的明确规定：国家建立食品召回制度。食品生产者发现其生产的食品不符合食品安全标准或者有证据证明可能危害人体健康的，应当立即停止生产，召回已经上市销售的食品，通知相关生产经营者和消费者，并记录召回和通知情况。

食品经营者发现其经营的食品有前款规定情形的，应当立即停止经营，通知相关生产经营者和消费者，并记录停止经营和通知情况。食品生产者认为应当召回的，应当立即召回。由于食品经营者的原因造成其经营的食品有前款规定情形的，食品经营者应当召回。

食品生产经营者应当对召回的食品采取无害化处理、销毁等措施，防止其再次流入市场。但是，对因标签、标志或者说明书不符合食品安全标准而被召回的食品，食品生产者在采取补救措施且能保证食品安全的情况下可以继续销售；销售时应当向消费者明示补救措施。

亳州华仲金叶医药科技有限公司加工生产的“药食同源”食疗产品的标签、说明书和广告严格遵守《中华人民共和国食品安全法》第六十七条的明确规定：预包装食品的包装上应当有标签。标签应当标明下列事项：

（一）名称、规格、净含量、生产日期；

（二）成分或者配料表；

（三）生产者的名称、地址、联系方式；

（四）保质期；

（五）产品标准代号；

（六）贮存条件；

（七）所使用的食品添加剂在国家标准中的通用名称；

（八）生产许可证编号；

（九）法律、法规或者食品安全标准规定应当标明的其他事项。

专供婴幼儿和其他特定人群的主辅食品，其标签还应当标明主要营养成分及其含量。

食品安全国家标准对标签标注事项另有规定的，从其规定。

亳州华仲金叶医药科技有限公司严格遵守《中华人民共和国食品安全法》第六十八条至第七十三条的明确规定。第六十八条明确规定：食品经营者销售散装食品，应当在散装食品的容器、外包装上标明食品的名称、生产日期或者生产批号、保质期以及生产经营者名称、地址、联系方式等内容。

第六十九条明确规定：生产经营转基因食品应当按照规定显著标示。

第七十条明确规定：食品添加剂应当有标签、说明书和包装。标签、说明书应当载明《中华人民共和国食品安全法》第六十七条第一款第一项至第六项、第八项、第九项规定的事项，以及食品添加剂的使用范围、用量、使用方法，并在标签上载明“食品添加剂”字样。

第七十一条明确规定：食品和食品添加剂的标签、说明书，不得含有虚假内容，不得涉及疾病预防、治疗功能。生产经营者对其提供的标签、说明书的内容负责。

食品和食品添加剂的标签、说明书应当清楚、明显，生产日期、保质期等事项应当显著标注，容易辨识。

食品和食品添加剂与其标签、说明书的内容不符的，不得上市销售。

第七十二条明确规定：食品经营者应当按照食品标签标示的警示标志、警示说明或者注意事项的要求销售食品。

第七十三条明确规定：食品广告的内容应当真实合法，不得含有虚假内容，不得涉及疾病预防、治疗功能。食品生产经营者对食品广告内容的真实性、合法性负责。

县级以上人民政府食品药品监督管理部门和其他有关部门以及食品检验机构、食品行业协会不得以广告或者其他形式向消费者推荐食品。消费者组织不得以收取费用或者其他牟取利益的方式向消费者推荐食品。

第二十一条　亳州华仲金叶医药科技有限公司遵循“药食同源”食疗产品应当是特殊、特色食品，严格遵守国家食品安全法规范进行生产。

亳州华仲金叶医药科技有限公司严格遵守《中华人民共和国食品安全法》第七十四条至第七十九条的明确规定。第七十四条明确规定：国家对保健食品、特殊医学用途配方食品和婴幼儿配方食品等特殊食品实行严格监督管理。

第七十五条明确规定：保健食品声称保健功能，应当具有科学依据，不得对人体产生急性、亚急性或者慢性危害。

保健食品原料目录和允许保健食品声称的保健功能目录，由国务院食品药品监督管理部门会同国务院卫生行政部门、国家中医药管理部门制定、调整并公布。

保健食品原料目录应当包括原料名称、用量及其对应的功效；列入保健食品原料目录的原料只能用于保健食品生产，不得用于其他食品生产。

第七十六条明确规定：使用保健食品原料目录以外原料的保健食品和首次进口的保健食品应当经国务院食品药品监督管理部门注册。但是，首次进口的保健食品中属于补充维生素、矿物质等营养物质的，应当报国务院食品药品监督管理部门备案。其他保健食品应当报省、自治区、直辖市人民政府食品药品监督管理部门备案。进口的保健食品应当是出口国（地区）主管部门准许上市销售的产品。

第七十七条明确规定：依法应当注册的保健食品，注册时应当提交保健食品的研发报告、产品配方、生产工艺、安全性和保健功能评价、标签、说明书等材料及样品，并提供相关证明文件。国务院食品药品监督管理部门经组织技术审评，对符合安全和功能声称要求的，准予注册；对不符合要求的，不予注册并书面说明理由。对使用保健食品原料目录以外原料的保健食品作出准予注册决定的，应当及时将该原料纳入保健食品原料目录。

依法应当备案的保健食品，备案时应当提交产品配方、生产工艺、标签、说明书以及表明产品安全性和保健功能的材料。

第七十八条明确规定：保健食品的标签、说明书不得涉及疾病预防、治疗功能，内容应当真实，与注册或者备案的内容相一致，载明适宜人群、不适宜人群、功效成分或者标志性成分及其含量等，并声明“本品不能代替药物”。保健食品的功能和成分应当与标签、说明书相一致。

第七十九条明确规定：保健食品广告除应当符合本法第七十三条第一款的规定外，还应当声明“本品不能代替药物”；其内容应当经生产企业所在地省、自治区、直辖市人民政府食品药品监督管理部门审查批准，取得保健食品广告批准文件。省、自治区、直辖市人民政府食品药品监督管理部门应当公布并及时更新已经批准的保健食品广告目录以及批准的广告内容。

第五章　食疗产品检验

第二十二条　“药食同源”食疗产品必须遵守严格的产品检验规定

《中华人民共和国食品安全法》第八十四条明确规定：食品检验机构按照国家有关认证认可的规定取得资质认定后，方可从事食品检验活动。但是，法律另有规定的除外。

食品检验机构的资质认定条件和检验规范，由国务院食品药品监督管理部门规定。

符合本法规定的食品检验机构出具的检验报告具有同等效力。

县级以上人民政府应当整合食品检验资源，实现资源共享。

亳州华仲金叶医药科技有限公司生产"药食同源"食疗产品严格遵守《中华人民共和国食品安全法》第八十六条的明确规定：食品检验实行食品检验机构与检验人负责制。食品检验报告应当加盖食品检验机构公章，并有检验人的签名或者盖章。食品检验机构和检验人对出具的食品检验报告负责。

亳州华仲金叶医药科技有限公司生产"药食同源"食疗产品严格遵守《中华人民共和国食品安全法》第八十九条的明确规定：食品生产企业可以自行对所生产的食品进行检验，也可以委托符合本法规定的食品检验机构进行检验。

食品行业协会和消费者协会等组织、消费者需要委托食品检验机构对食品进行检验的，应当委托符合本法规定的食品检验机构进行。

亳州华仲金叶医药科技有限公司严格遵守《中华人民共和国食品安全法》第九十条的明确规定：食品添加剂的检验，适用本法有关食品检验的规定。

第六章　食疗产品进出口

第二十三条　"药食同源"食疗产品必须遵守严格的产品进出口管理规定

亳州华仲金叶医药科技有限公司在开展"药食同源"食疗产品进出口业务中，严格遵守《中华人民共和国食品安全法》第九十一条的明确规定：国家出入境检验检疫部门对进出口食品安全实施监督管理。

严格遵守《中华人民共和国食品安全法》第九十九条的明确规定：出口食品生产企业和出口食品原料种植、养殖场应当向国家出入境检验检疫部门备案。

第七章　食疗产品的安全事故处置

第二十四条　“药食同源”食疗产品安全事故处置

《中华人民共和国食品安全法》第一百零二条明确规定：国务院组织制定国家食品安全事故应急预案。

县级以上地方人民政府应当根据有关法律、法规的规定和上级人民政府的食品安全事故应急预案以及本行政区域的实际情况，制定本行政区域的食品安全事故应急预案，并报上一级人民政府备案。

食品安全事故应急预案应当对食品安全事故分级、事故处置组织指挥体系与职责、预防预警机制、处置程序、应急保障措施等作出规定。

食品生产经营企业应当制定食品安全事故处置方案，定期检查本企业各项食品安全防范措施的落实情况，及时消除事故隐患。

《中华人民共和国食品安全法》第一百零八条明确规定：任何单位和个人不得阻挠、干涉食品安全事故的调查处理。

第八章　食疗产品监督管理

第二十五条　“药食同源”食疗产品必须接受《中华人民共和国食品安全法》明确规定的监督管理

必须严格遵守《中华人民共和国食品安全法》第一百零九条的明确规定：县级以上人民政府食品药品监督管理、质量监督部门根据食品安全风险监测、风险评估结果和食品安全状况等，确定监督管理的重点、方式和频次，实施风险分级管理。

县级以上地方人民政府组织本级食品药品监督管理、质量监督、农业行政等部门制定本行政区域的食品安全年度监督管理计划，向社会公布并组织实施。

食品安全年度监督管理计划应当将下列事项作为监督管理的重点：

（一）专供婴幼儿和其他特定人群的主辅食品；

（二）保健食品生产过程中的添加行为和按照注册或者备案的技

术要求组织生产的情况，保健食品标签、说明书以及宣传材料中有关功能宣传的情况；

（三）发生食品安全事故风险较高的食品生产经营者；

（四）食品安全风险监测结果表明可能存在食品安全隐患的事项。

必须严格遵守《中华人民共和国食品安全法》第一百一十条的明确规定：县级以上人民政府食品药品监督管理、质量监督部门履行各自食品安全监督管理职责，有权采取下列措施，对生产经营者遵守本法的情况进行监督检查：

（一）进入生产经营场所实施现场检查；

（二）对生产经营的食品、食品添加剂、食品相关产品进行抽样检验；

（三）查阅、复制有关合同、票据、账簿以及其他有关资料；

（四）查封、扣押有证据证明不符合食品安全标准或者有证据证明存在安全隐患以及用于违法生产经营的食品、食品添加剂、食品相关产品；

（五）查封违法从事生产经营活动的场所。

必须严格遵守《中华人民共和国食品安全法》第一百一十八条的明确规定：国家建立统一的食品安全信息平台，实行食品安全信息统一公布制度。国家食品安全总体情况、食品安全风险警示信息、重大食品安全事故及其调查处理信息和国务院确定需要统一公布的其他信息由国务院食品药品监督管理部门统一公布。食品安全风险警示信息和重大食品安全事故及其调查处理信息的影响限于特定区域的，也可以由有关省、自治区、直辖市人民政府食品药品监督管理部门公布。未经授权不得发布上述信息。

县级以上人民政府食品药品监督管理、质量监督、农业行政部门依据各自职责公布食品安全日常监督管理信息。

公布食品安全信息，应当做到准确、及时，并进行必要的解释说明，避免误导消费者和社会舆论。

第九章　食疗产品生产企业的法律责任

第二十六条　"药食同源"食疗产品生产企业必须承担《中华

人民共和国食品安全法》明确规定的法律责任

必须严格遵守《中华人民共和国食品安全法》第一百二十二条的明确规定：违反本法规定，未取得食品生产经营许可从事食品生产经营活动，或者未取得食品添加剂生产许可从事食品添加剂生产活动的，由县级以上人民政府食品药品监督管理部门没收违法所得和违法生产经营的食品、食品添加剂以及用于违法生产经营的工具、设备、原料等物品；违法生产经营的食品、食品添加剂货值金额不足一万元的，并处五万元以上十万元以下罚款；货值金额一万元以上的，并处货值金额十倍以上二十倍以下罚款。

明知从事前款规定的违法行为，仍为其提供生产经营场所或者其他条件的，由县级以上人民政府食品药品监督管理部门责令停止违法行为，没收违法所得，并处五万元以上十万元以下罚款；使消费者的合法权益受到损害的，应当与食品、食品添加剂生产经营者承担连带责任。

必须严格遵守《中华人民共和国食品安全法》第一百三十一条的明确规定：违反本法规定，网络食品交易第三方平台提供者未对入网食品经营者进行实名登记、审查许可证，或者未履行报告、停止提供网络交易平台服务等义务的，由县级以上人民政府食品药品监督管理部门责令改正，没收违法所得，并处五万元以上二十万元以下罚款；造成严重后果的，责令停业，直至由原发证部门吊销许可证；使消费者的合法权益受到损害的，应当与食品经营者承担连带责任。

消费者通过网络食品交易第三方平台购买食品，其合法权益受到损害的，可以向入网食品经营者或者食品生产者要求赔偿。网络食品交易第三方平台提供者不能提供入网食品经营者的真实名称、地址和有效联系方式的，由网络食品交易第三方平台提供者赔偿。网络食品交易第三方平台提供者赔偿后，有权向入网食品经营者或者食品生产者追偿。网络食品交易第三方平台提供者作出更有利于消费者承诺的，应当履行其承诺。

第十章　食疗产品与术语介绍评价

第二十七条　“药食同源”食疗产品必须接受《中华人民共和国

食品安全法》明确规定的食疗产品与术语介绍评价

亳州华仲金叶医药科技有限公司生产“药食同源”食疗产品所使用添加剂严格遵守《中华人民共和国食品安全法》第一百五十条的明确规定。

食品，指各种供人食用或者饮用的成品和原料以及按照传统既是食品又是中药材的物品，但是不包括以治疗为目的的物品。

食品安全，指食品无毒、无害，符合应当有的营养要求，对人体健康不造成任何急性、亚急性或者慢性危害。

预包装食品，指预先定量包装或者制作在包装材料、容器中的食品。

食品添加剂，指为改善食品品质和色、香、味以及为防腐、保鲜和加工工艺的需要而加入食品中的人工合成或者天然物质，包括营养强化剂。

用于食品的包装材料和容器，指包装、盛放食品或者食品添加剂用的纸、竹、木、金属、搪瓷、陶瓷、塑料、橡胶、天然纤维、化学纤维、玻璃等制品和直接接触食品或者食品添加剂的涂料。

用于食品生产经营的工具、设备，指在食品或者食品添加剂生产、销售、使用过程中直接接触食品或者食品添加剂的机械、管道、传送带、容器、用具、餐具等。

用于食品的洗涤剂、消毒剂，指直接用于洗涤或者消毒食品、餐具、饮具以及直接接触食品的工具、设备或者食品包装材料和容器的物质。

食品保质期，指食品在标明的贮存条件下保持品质的期限。

食源性疾病，指食品中致病因素进入人体引起的感染性、中毒性等疾病，包括食物中毒。

食品安全事故，指食源性疾病、食品污染等源于食品，对人体健康有危害或者可能有危害的事故。

第二十八条 亳州华仲金叶医药科技有限公司生产“药食同源”食疗产品严格遵守《中华人民共和国食品安全法》第一百五十一条的明确规定：转基因食品和食盐的食品安全管理，本法未作规定的，适用其他法律、行政法规的规定。本企业明确将在开发新产品过程中严格遵守《食品安全法》的规定，进行申报，合规开发。

本企业明确开发适合于铁路、民航运营中食用的食疗产品，严格按照《食品安全法》规定进行，根据食疗产品安全管理办法申报开发。

本企业根据“药食同源”目录许可范围开发食疗产品、涉及显著保健食品功能的严格遵守《食品安全法》规定。

本企业严格遵守《中华人民共和国食品安全法》第一百五十二条的明确规定：国境口岸食品的监督管理由出入境检验检疫机构依照本法以及有关法律、行政法规的规定实施，接受严格管理。

本企业开发“药食同源”食疗产品，如果接受开发适合军队食用产品的科研任务，将按照《中华人民共和国食品安全法》的明确规定和军队专用食品和自供食品的食品安全管理办法的明确规定，接受评估和开发评价。

第二十九条 亳州华仲金叶医药科技有限公司在认真学习《中华人民共和国食品安全法》共计一百五十四条规定的法条内容基础上，按照本企业“药食同源”食疗产品开发原则，开发生产“药食同源”专利产品、人们习惯性食疗产品专利保护产品，合作研究开发食疗产品专利保护产品等系列品质型的“药食同源”食疗产品。

亳州华仲金叶医药科技有限公司严格遵守2015年10月1日起施行的《中华人民共和国食品安全法》。按照企业实践生产和合作研究课题需要编制了本《“药食同源”食疗产品生产企业监督条例》（引用《中华人民共和国食品安全法》关键条文的明确规定），要求全体职工树立“经常学习，认真遵守，规范生产，食疗产品，质量第一，创建品牌，接受监督，造福人类”的价值观。

本条例自2019年4月16日起执行，公司全体职工须认真遵守，坚持学习。坚持对照《食品安全法》自查自纠，保证各个岗位生产工艺符合标准。

亳州华仲金叶医药科技有限公司

“药食同源”课题组

2019年4月16日

附　　录

附录一　中国古代医疗典籍关于食疗内容的传承价值

胡文臻　尚辰宇（整理）

自古以来，劳动人民发挥智慧，在食疗方面有丰富的经验总结，认为食疗都没有效果的疾病，基本上只能依靠药物去治疗。因此有“食疗不愈，然后命药”的说法。我国素有“药食同源”之说，食疗（食治）文化在我国有着悠久灿烂的历史。

回首5000年的历史长河，有食疗记载的医籍不胜枚举。唐代名医孙思邈在《千金要方·食治卷》中提道“食能排邪而安脏腑，悦神爽志，以资血气。若能用食平疴，释情遣疾者，可谓良工”。食疗平稳，药疗猛烈，把“食治”置于“药治”之上，这是孙氏《千金要方》的基本原理。

一　《饮膳正要》的传承价值

元代饮膳大臣忽思慧的《饮膳正要》更是一部完整的营养学及食疗专著。在科学技术飞速发展的今天，人类平均寿命不断延长，养生保健已成为当今人们的主流意识，中医食疗作为养生保健最重要的手段之一，越来越受到人们的关注与认可。

《饮膳正要》为元代期间忽思慧[①]所撰，成于元朝天历三年（公

① 忽思慧，一译和斯辉，生卒年月不详，蒙古族（一说为元代回回人），约为13、14世纪时期人。

元 1330），全书共三卷。卷一讲的是诸般禁忌，聚珍品撰。卷二讲的是诸般汤煎，食疗诸病及食物相反中毒等。卷三讲的是米谷品，兽品、禽品、鱼品、果菜品和料物等。

该书记载药膳方和食疗方非常丰富，特别注重阐述各种饮撰的性味与滋补作用，并有妊娠食忌、乳母食忌、饮酒避忌等内容。它从健康人的实际饮食需要出发，以正常人膳食标准立论，制定了一套饮食卫生法则。

书中还具体阐发了饮食卫生、营养疗法，乃至食物中毒的防治等。附录版画二十余幅，图文并茂，为我国现存第一部完整的饮食卫生和食疗专书，也是一部颇有价值的古代食谱，对传播和发展我国卫生保健知识起到了重要作用。

忽思慧是一位很有成就的营养学家，在我国食疗史以至医药发展史上占有较为重要的地位。元仁宗延祐二年（1315），赵国公常普兰奚任徽政院使，掌管侍，奉皇太后诸事，忽思慧约于是年被选任饮膳太医，入侍元仁宗之母兴圣太后答己。其间，他与常普兰奚在食疗研究方面密切合作，后来他供职中宫，以膳医身份侍奉文宗皇后卜答失里，所以忽思慧在元廷中主要是以饮膳太医之职侍奉皇太后与皇后。

忽思慧长期担任宫廷饮膳太医，负责宫廷中的饮食调理、养生疗病诸事，加之他重视食疗与食补的研究与实践，因此得以有条件将元文宗以前历朝宫廷的食疗经验加以及时总结整理，他还继承了前代著名本草著作与名医经验中的食疗学成就，并注意汲取当时民间日常生活中的食疗经验。正是在这种情况下，他编撰成了营养学名著《饮膳正要》一书。

忽思慧在该书中深刻地论述了养生之道，特别是饮食与健身的辩证关系。书中写道："心为一身之主宰，万事之根本，故身安则心能应万变，主宰万事，非保养何以能安其身。保养之法，莫若守中，守中财无过与不及之。病调顺，四时节慎饮食，起居不妄，使以五味调和五藏，五藏和平，则血气资荣，精神健爽，心志安定，堵邪自不能入，寒暑不能袭，人乃怡安。夫上古圣人治未病不治已病，故重食轻货，盖有所取也。故云，食不厌精，脍不厌细。鱼，馁肉败者，色恶者臭，恶者失饪，不时者，皆不可食。然虽食饮，非圣人口腹之欲哉。盖以养气养体不以有伤也，若食气祖恶，则伤精，若食味不调，则损形。形受五味以成体，是以圣人先用食，禁以存性后制药，以防命，盖以药性有大毒。有大毒者治病，十去其六，常毒治病，十去其七，小毒治病，十去其八，无毒治病，十去其九，然后毂肉、果菜，食养尽之，无使过之，以伤其正，虽饮食百味，要其精粹，审其有补，益助养之，宜新陈之异，温、凉、寒、热之性五味偏走之病，若滋味偏嗜，新陈不择，制造失度，俱皆致疾可者行之，不可者忌之。如妊妇不慎行，乳母不忌口，则子受患。若贪爽口而忘避忌，则疾病潜生而中，不悟百年之身而忘于一时之味，其可惜哉。孙思邈曰：谓其医者，先晓病源，知其所犯，先以食疗，食疗不愈，然后命药，十去其九。故善养生者，谨先行之，摄生之法，岂不为有裕矣。"

忽思慧在这部书中，以"养生避忌"冠篇首，可见他并不是一位只关注饮食和营养的人，而是通过讲饮食，着眼点还是放在人的养生和健身上。

在养生这一部分，有许多内容很有价值。例如，书中写道："安乐之道在乎保养，保养之道莫若守中，守中则无过与不及之病。春秋冬夏四时阴阳生病起于过与盖不适其性而强。故养生者既无过耗之弊又能保守真元，何患乎外邪所中也。故善服药者不若善保养，不善保养不若善服药。世有不善保养又不能善服药仓卒病生而归咎于神乎？善摄生者薄滋味，省思虑，节嗜欲，戒喜怒，惜元气，简言语，轻得失，破忧阻，除妄想，远好恶，收视听，勤内固，不劳神，不劳形，神形既安病患何由而致也。故善养性者先饮而食，食勿令饱。先渴而饮，饮勿令过。食欲数而少，不欲顿而多，盖饱中饥，饥中饱，饱则伤肺，饥则伤气，若食饱，不得便卧，即生百病。"①

二 《黄帝内经太素》的传承价值

《黄帝内经太素》，古代中医学著作。隋代杨上善撰。原书 30 卷，今国内只存 23 卷残本。此书是《黄帝内经》早期传本之一，包括

① 参见"百度百科"《饮膳正要》词条。

《素问》《针经》（即《灵枢》）两部分内容。杨氏据其内容性质之异同，各归其属，分为摄生、阴阳、人合、脏腑、经脉、腧穴、营卫气、身度、诊候、证候、设方、九针、补泄、伤寒、邪论、风论、气论、杂病十九大类重予编次、注释。编撰体例取法皇甫谧《甲乙经》，而无编辑害义之失。该书中写道：“空腹食之为食物，患者食之为药物”，反映出古代的“药食同源”思想。

中药和食物的来源是相同的。其中的大部分东西，既有治病的作用，同样也能当作饮食之用，即为药食两用。比如，龙眼肉、山楂、乌梅、核桃、杏仁、花椒、小茴香、砂仁、蜂蜜等，它们既属于中药，有良好的治病疗效，又是日常生活中，经常被大众用作烹调食材的具有食疗功效的营养之品。

人们在遵循中医学理论及“辨证施食”法则的基础上，将这些“药食同源”中药材与日常食材相结合，采用不同的烹调方式，加以制作，便成为民间防病治病的食疗药膳。药膳取药物之性，用食物之味，药助食威，食借药力，二者相辅相成，从而达到“药食同疗”的目的。药膳既不同于一般的中药方剂，又有别于普通的饮食。它“寓医于食”，既将药物作为食物，又将食物赋以药用；既具有营养价值，又可防病治病、强身健体、延年益寿。因此，药膳是一种兼有药物功效和食品美味的特殊膳食。它可以使食用者得到美食享受，又在享受中，使其身体得到滋补，疾病得到治疗。

现摘录《黄帝内经太素》遗文于此，这是古代人们长期哲学思考的智慧和在长期营养与养生实践方面的习惯性成果，应当让今天的人们了解中国中医药的重要作用与中国中医药学的博大精深。这也是哲学社会科学研究的基础工作之一，中医药的辨证施治就是从哲学方法的角度分析解决问题。

《黄帝内经太素》遗文

平按：从王注《素问》林亿等新校正及林亿等校正《甲乙经》《脉经》与日本《医心方》所引考补，当在今本所缺七卷中。其各书所引，仍逐条附注于下，以便稽考。

饮食有常节，起居有常度，不妄不作。

以理而取声色芳味，不妄视听也。循理而动，不为分外之事。

平按：此条见《素问》卷一第一《上古天真论》。

上古圣人之教也，下皆为之。

上古圣人使人行者，身先行之，为不言之教。不言之教，胜有言之教，故下百姓仿行者众，故曰下皆为之。

平按：此条见同上。

身肌宗一。

真人身之肌体，与太极同质，故云宗一。

平按：此条见同上。

有至人者。

积精全神，能至于德，故称至人。

平按：此条见同上。

帝曰：余闻上古圣人，论理人形，列别脏腑，端络经脉，会通六合，各从其经，气穴所发，各有处名，溪谷属骨，皆有分起，分部逆从，各有条理，四时阴阳，尽有经纪，外内之应，皆有表里，信其然乎？

平按：此条见《素问》卷二第五《阴阳应象大论》。又按：新校正云："详'帝曰'至'信其然乎'，全元起本及《太素》在'上古圣人之教也'上。"

在变动为握。

握、忧、哕、咳、栗五者，改志而有，名曰变动也。

平按：此条亦见《素问》卷二第五。

脉生脾。

平按：此条见同上。

在变动为忧。

心之忧在心变动，肺之忧在肺之志，是则肺主于秋，忧为正也；心主于夏，变而生忧也。

平按：此条见《素问》同上。又杨氏此注，亦见《甲乙经》卷一第一。

东方，风伤筋，酸伤筋。中央，湿伤肉，甘伤肉。南方，热伤气，苦伤气。北方，寒伤血，咸伤血。西方，热伤皮毛，辛伤皮毛。

平按：此条见《素问》同上。又按《素问》新校正云："凡此五方所伤，《太素》俱云自伤。”袁刻云：“自伤似亦注文。”

中央生湿。

六月，四阳二阴，合蒸以生湿气也。

平按：此条见同上。

湿生土。

四阳二阴，合而为湿，蒸腐万物成土也。

平按：此条见同上。

在变动为哕。

哕，气忤也。

平按：此条见同上。

燥伤皮毛，热胜燥。

平按：此条见同上。

寒伤骨。

平按：此条见同上。

湿胜寒。

平按：此条见同上。又按：“寒伤骨”“湿伤寒”两条，袁刻脱。

咸伤骨。

平按：此条见同上。

左右者，阴阳之道路也。

阴气右行，阳气左行。

平按：此条见同上。

肖者濯濯。

平按：此条见《素问》卷三第八《灵兰秘典论》。

神之处。

平按：此条见《素问》卷三第九《六节藏象论》。

又按：《素问·六节藏象论》为“阳中之太阴”，新校正引《太素》“太阴”作“少阴”；“为阴中之少阴”，新校正引《太素》“少阴”作“太阴”；“此为阳中之少阳”，新校正引《太素》作“阴中之少阳”，三条。平从杨惺吾氏所获日本仁和寺宫御藏本残卷十三纸中检出，补入本书卷三第二《阴阳合篇》，故此三条不复列入。

间者环已。

平按：此条见《素问》卷四第十六《诊要经终论》。

滑则少气。

平按：此条见《素问》卷五第十七《脉要精微论》；又按：《脉经》“少气”作“气少”。

白欲如白璧之泽，不欲如垩。

平按：此条见同上。

五脏者，中之腑也。

平按：此条见同上。

行则偻跗。

平按：此条见同上。

象心之太浮也。

平按：此条见《素问》卷七第二十一《经脉别论》。

所谓气虚者。

气虚者，膻中气不足也。

平按：此条见《素问》卷八第二十八《通评虚实论》。

尺满而不应也。

平按：此条见同上。

足温则生，寒则死。

足温气下，故生。足寒气不下者，逆而致死。

平按：此条见同上。

脉实大病久可治。

平按：此条见同上。

又按：《素问》王注云：“久病血气衰，脉不当实大，故不可治。”新校正云：“详经言实大病久可治，注意以为不可治，《甲乙经》、《太素》、全元起本并云可治。”复引巢元方云：“脉数大者生，细小浮者死。”袁刻作“脉悬小坚，病久可治”，恐误。

诵而颇①能解，解而未能别，别而未能明，明而未能彰。

习道有五：一诵，二解，三别，四明，五彰。

平按：此条见《素问》卷二十三第七十五《著至教论》。

① “颇”，人卫本注曰：据《太平御览》卷七二一当作“未”。

列星辰与日月光。

平按：此条见同上。

上通神农，著至教拟于二皇。

平按：此条见同上。

夫三阳，太为业。

平按：此条见同上。

下为漏病。

漏病，谓膀胱漏泄，大小便数，不禁守也。

平按：此条见同上。

肾且绝死，死日暮也。

平按：此条见同上。

子诚别而已通五脏之过。

平按：此条见《素问》卷二十三第七十六《示从容论》。

是以名曰诊经。

平按：此条见同上。

为万民副。

副，助也。

平按：此条见《素问》卷二十三第七十七《疏五过论》。

病深以甚也。

平按：此条见同上。

始乐始苦。

平按：此条见同上。

封君败伤，及公侯王。

平按：此条见同上。

气内为实。

天地间气为外气，人身中气为内气。外气裁成万物，是为外实；内气营卫裁生，故为内实。治病能求内气之理，是治病之要也。

平按：此条见同上。

更名自巧。

平按：此条见《素问》卷二十三第七十八《征四失论》。

愚心自功。

平按：此条见同上。

黄帝燕坐，临观八极，正八风之气而问雷公曰：阴阳之类，经脉之道，五中所主，何脏最贵？

夫天为阳，地为阴，人为和。阴无其阳，衰杀无已；阳无其阴，生长不止。生长不止则伤于阴，阴伤则阴灾起；衰杀不已则伤于阳，阳伤则阳祸生矣。故须圣人在天地间，和阴阳气，令万物生也。和气之道，谓先修身为德则阴阳气和，阴阳气和则八节风调，八节风调则八虚风止，于是疵疠不起，嘉祥竞集，此亦不知所以然而然也。故黄帝问身之经脉贵贱，依之调摄，修身于身，以正八风之气。

平按：此条见《素问》卷二十四第七十九《阴阳类论》。

三阳为经，二阳为维，一阳为游部。

三阳，足太阳脉也，从目内眦上头，分为四道，下项并正别脉上下六道，以行于背，与身为经。二阳，足阳明脉也，从鼻而起，下咽分为四道，并正别脉六道，上下行腹，纲维于身。一阳，足少阳脉也，起目外眦，络头分为四道，下缺盆并正别脉六道上下，生经营百节，流气三部，故曰游部。

平按：此条见同上。

伏鼓不浮，上空志心。

肺脉浮涩，此为平也。今见伏鼓，是肾脉也。足少阴脉贯脊属肾，上入肺中，从肺出络心。肺气下入肾志，上入心神也。

平按：此条见同上。

一阴独至。

一阴，厥阴也。

平按：此条见同上。

二阴一阳病在肺。

平按：此条见同上。

阴阳皆绝，期以孟春。

平按：此条见同上。

阴阳交，期在溓水。

溓，廉检反，水静也，七月水生时也。

平按：此条见同上。

一上不下，寒厥到膝。

虚者，厥也。阳气一上于头，不下于足，足胫虚，故寒厥至膝。

平按：此条见《素问》卷二十四第八十《方盛衰论》。

若伏空室，为阴阳之一。

平按：此条见同上。

至阳绝阴，是为少气。

平按：此条见同上。

脾主为卫。

平按：此条见《甲乙经》卷一第三。

六腑者，胃为之海，广□大颈张胸，五谷乃容。

平按：此条见同上。

当候阙中。

平按：此条见《甲乙经》卷一第十五。

黑色见于庭。

平按：此条见同上。

阙上者，咽喉也。

平按：此条见同上。

阙中者，肺也。

平按：此条见同上。

病生于阳者，先治其外，后治其内。

平按：此条见同上。

卫气留于腹中。

平按：此条见《甲乙经》卷九第四。

非灾风也。

平按：此条见《甲乙经》卷十第一下篇。

血气留积，髋皮充肌。

平按：此条见《甲乙经》卷十一第六。

有过之脉。

平按：此条见《脉经》卷一第二。

滑则气少。

平按：此条见《脉经》卷一第十三。又按：《素问·脉要精微论》“气少”作“少气”。

寒气暴上，脉满实何如？曰：实而滑则生，实而逆则死矣。其形尽满何如？曰：举形尽满者，脉急大坚，尺满而不应，如是者，顺则生，逆则死。何谓顺则生，逆则死？曰：所谓顺者，手足温也；谓逆者，手足寒也。

平按：此条见《脉经》卷四第七。

一月膏，二月脉，三月胞，四月胎，五月筋，六月骨，七月成，八月动，九月躁，十月生。

平按：此条见日本《医心方》卷二十二。又按《医心方》卷九第一《经脉正别篇》杨注云：“人之受身时，一月而膏，二月而脉，为形之先。”自三月胞以下不载。又按《医心方》卷二十四所引《太素》有“玄元皇帝曰：人受天地之气，变化而生，一月而膏，二月而脉，三月而胞，四月而胎，五月而筋，六月而骨，七月而成形，八月而动，九月而躁，十月而生。”当系杨注，与《医心方》卷二十二所引小异。

导引，谓熊颈鸟伸五禽戏等，近愈痿躄万病，远取长生久视也。

平按：此条见日本《医心方》卷二十七所引《太素》杨注。

附录二 “十三五”国家食品安全规划

保障食品安全是建设健康中国、增进人民福祉的重要内容，是以人民为中心发展思想的具体体现。为实施好食品安全战略，加强食品安全治理，根据《中华人民共和国国民经济和社会发展第十三个五年规划纲要》，制定本规划。

一 现状和形势

“十二五”期间，各地区、各部门进一步加大工作力度，食品安全形势总体稳定向好，人民群众饮食安全得到切实保障。

（一）食品产业快速发展。到“十二五”末，全国获得许可证的食品生产企业13.5万家、流通企业819万家、餐饮服务企业348万家；规模以上食品工业企业主营业务收入11.35万亿元，年均递增12.5%。进出口食品贸易额增长23.9%。

（二）监管力度持续加大。无公害农产品种植面积增加2000万亩。查处食品安全违法案件95.8万起，侦破食品安全犯罪案件8万余起。2015年国家食品安全监督抽检17.2万批次，合格率为96.8%。进出口食品安全水平持续稳定。实行“明厨亮灶”的餐饮服务企业41.8万家，实行量化分级管理的餐饮服务企业275万家。在100个城市开展餐厨废弃物资源化利用和无害化处理试点。

（三）支撑保障能力稳步加强。实施食品安全检（监）测能力建设项目，安排中央基建投资184.5亿元。食品安全科技创新体系逐步完善。食品监测覆盖范围不断扩大，食源性疾病监测网络哨点医院达3883家，食品污染物和有害因素监测点达2656个。成立了国家食品安全风险评估中心，建立了100家农产品质量安全风险评估实验室。

（四）监管体制不断完善。国务院成立食品安全委员会，组建食品药品监管总局，各级政府普遍建立了食品安全综合协调机制并明确办事机构，统一权威监管体制建设取得显著进展。

（五）法律法规标准体系进一步健全。修订食品安全法、兽药管理条例等10部法律法规，制修订20余部食品安全部门规章，6个省（区、市）出台了食品生产加工小作坊和食品摊贩管理地方性法规。最高人民法院、最高人民检察院出台关于办理危害食品安全刑事案件适用法律若干问题的解释，最高人民法院出台审理食品药品纠纷案件适用法律若干问题的规定。国家卫生计生委清理食品标准5000项，整合400项，发布新的食品安全国家标准926项、合计指标1.4万余项。农业部新发布农药残留限量指标2800项，清理413项农药残留检验方法。

（六）社会共治格局初步形成。连续5年举办“全国食品安全宣传周”活动，累计覆盖7亿多人次。食品生产经营者诚信守法意识、公众食品安全意识和社会参与度进一步提高。开通“12331”全国食品药品投诉举报电话，推行有奖举报制度。开展食品安全信用体系建设试点，获得诚信管理体系评价证书的食品企业600余家，婴幼儿配方乳粉企业全部建立诚信管理体系。

在肯定成绩的同时，必须清醒认识到，我国仍处于食品安全风险隐患凸显和食品安全事件集中爆发期，食品安全形势依然严峻。一是源头污染问题突出。一些地方工业“三废”违规排放导致农业生产环境污染，农业投入品使用不当、非法添加和制假售假等问题依然存在，农药兽药残留和添加剂滥用仍是食品安全的最大风险。二是食品产业基础薄弱。食品生产经营企业多、小、散，全国1180万家获得许可证的食品生产经营企业中，绝大部分为10人以下小企业。企业诚信观念和质量安全意识普遍不强，主体责任尚未完全落实。互联网食品销售迅猛增长带来了新的风险和挑战。三是食品安全标准与发达国家和国际食品法典标准尚有差距。食品安全标准基础研究滞后，科学性和实用性有待提高，部分农药兽药残留等相关标准缺失、检验方法不配套。四是监管能力尚难适应需要。监管体制机制仍需完善，法规制度仍需进一步健全，监管队伍特别是专业技术人员短缺，打击食品安全犯罪的专业力量严重不足，监管手段、技术支撑等仍需加强，风险监测和评估技术水平亟待提升。

“十三五”时期是全面建成小康社会的决胜阶段，也是全面建立严密高效、社会共治的食品安全治理体系的关键时期。尊重食品安全客观规律，坚持源头治理、标本兼治，确保人民群众“舌尖上的安全”，是全面建成小康社会的客观需要，是公共安全体系建设的重要内容，必须下大力气抓紧抓好。

二　总体要求

（一）指导思想

全面贯彻党的十八大和十八届三中、四中、五中、六中全会精神，以马克思列宁主义、毛泽东思想、邓小平理论、“三个代表”重要思想、科学发展观为指导，深入贯彻习近平总书记系列重要讲话精神，认真落实党中央、国务院决策部署，紧紧围绕统筹推进“五位一体”总体布局和协调推进“四个全面”战略布局，牢固树立和贯彻落实创新、协调、绿色、开放、共享的发展理念，坚持最严谨的标准、最严格的监管、最严厉的处罚、最严肃的问责，全面实施食品安全战略，着力推进监管体制机制改革创新和依法治理，着力解决人民群众反映强烈的突出问题，推动食品安全现代化治理体系建设，促进食品产业发展，推进健康中国建设。

（二）基本原则

1. 预防为主。坚持关口前移，全面排查、及时发现处置苗头性、倾向性问题，严把食品安全的源头关、生产关、流通关、入口关，坚决守住不发生系统性区域性食品安全风险的底线。

2. 风险管理。树立风险防范意识，强化风险评估、监测、预警和风险交流，建立健全以风险分析为基础的科学监管制度，严防严管严控风险隐患，确保监管跑在风险前面。

3. 全程控制。严格实施从农田到餐桌全链条监管，建立健全覆盖全程的监管制度、覆盖所有食品类型的安全标准、覆盖各类生产经营行为的良好操作规范，全面推进食品安全监管法治化、标准化、专业化、信息化建设。

4. 社会共治。全面落实企业食品安全主体责任，严格落实地方政府属地管理责任和有关部门监管责任。充分发挥市场机制作用，鼓励和调动社会力量广泛参与，加快形成企业自律、政府监管、社会协同、公众参与的食品安全社会共治格局。

（三）发展目标

到2020年，食品安全治理能力、食品安全水平、食品产业发展水平和人民群众满意度明显提升。主要实现以下目标：

1. 食品安全抽检覆盖全部食品类别、品种。国家统一安排计划各地区各有关部门分别组织实施的食品检验量达到每年4份/千人。其中，各省（区、市）组织的主要针对农药兽药残留的食品检验量不低于每年2份/千人。

2. 农业源头污染得到有效治理。主要农作物病虫害绿色防控覆盖率达到30%以上，农药利用率达到40%以上，主要农产品质量安全监测总体合格率达到97%以上。

3. 食品安全现场检查全面加强。职业化检查员队伍基本建成，实现执法程序和执法文书标准化、规范化。对食品生产经营者每年至少检查1次。实施网格化管理，县、乡级全部完成食品安全网格划定。

4. 食品安全标准更加完善。制修订不少于300项食品安全国家标准，制修订、评估转化农药残留限量指标6600余项、兽药残留限量指标270余项。产品标准覆盖包括农产品和特殊人群膳食食品在内的所有日常消费食品，限量标准覆盖所有批准使用的农药兽药和相关农产品，检测方法逐步覆盖所有限量标准。

5. 食品安全监管和技术支撑能力得到明显提升。实现各级监管队伍装备配备标准化。各级食品安全检验检测能力达到国家建设标准，进出口食品检验检测能力保持国际水平。

三 主要任务

（一）全面落实企业主体责任

食品生产经营者应当严格落实法定责任和义务。遵守相关法律法规和标准，采取多种措施，确保生产过程整洁卫生并符合有关标准规范，确保生产经营各环节数据信息采集留存真实、可靠、可溯源。建立健全食品安全管理制度，配备食品安全管理人员。主动监测已上市产品质量安全状况，及时报告风险隐患，依法召回、处置不符合标准或存在安全隐患的食品。

开展食品安全师制度试点。鼓励食品生产经营企业建设规模化原辅材料和食品加工、配送基地，加强供应链管理，发展连锁经营、集中采购、标准化生产、统一配送等现代经营方式。加强冷链物流基础设施建设，提升冷链物流管理标准和管理水平。鼓励企业按照良好生产经营规范组织生产，实施危害分析和关键控制点体系、良好生产规范、食品安全管理体系、食品防护计划等自愿性质量管理规范，通过相关认证的可以在其产品包装上予以标识。鼓励和支持食品生产经营小作坊、小摊贩、小餐饮改善生产经营条件。加强食品品牌建设。

（二）加快食品安全标准与国际接轨

建立最严谨的食品安全标准体系。加快制修订产业发展和监管急需的食品基础标准、产品标准、配套检验方法标准、生产经营卫生规范等。加快制修订重金属、农药残留、兽药残留等食品安全标准。密切跟踪国际标准发展更新情况，整合现有资源建立覆盖国际食品法典及有关发达国家食品安全标准、技术法规的数据库，开展国际食品安全标准比较研究。加强标准跟踪评价和宣传贯彻培训。鼓励食品生产企业制定严于食品安全国家标准、地方标准的企业标准，鼓励行业协会制定严于食品安全国家标准的团体标准。依托现有资源，建立食品安全标准网上公开和查询平台，公布所有食品安全国家标准及其他相关标准。整合建设监测抽检数据库和食品毒理学数据库，提升标准基础研究水平。将形成技术标准作为组织实施相关科研项目的重要目标之一，并列入食品科研重要考核指标，相关成果可以作为专业技术资格评审依据。

专栏1 食品安全国家标准提高行动计划

（一）制修订食品安全国家标准

制修订不少于300项食品安全国家标准，加快生产经营卫生规范、检验方法等标准制定。制修订农药残留限量指标3987项，评估转化农药残留限量指标2702项，清理、修订农药残留检验方法413项，研究制定农药残留国家标准技术规范7项，建立农业残留基础数据库1个。制定食品中兽药最大残留限量标准，完成31种兽药272项限量指标以及63项兽药残留检测方法标准制定。

（二）加强食品安全国家标准专业技术机构能力建设

依托国家和重点省份食品安全技术机构，设立若干标准研制核心实验室。

（三）完善法律法规制度

加快构建以食品安全法为核心的食品安全法律法规体系。修订农产品质量安全法、食品安全法实施条例、农药管理条例、乳品质量安全监督管理条例。推进土壤污染防治法、粮食法、肥料管理条例等立法进程。推动各地加快食品生产加工小作坊和食品摊贩管理等地方性法规规章制修订。制修订食品标识管理、食品安全事件调查处理、食品安全信息公布、食品安全全程追溯、学校食堂食品安全监督管理等配套规章制度。完善国境口岸食品安全规章制度。

（四）严格源头治理

深入开展农药兽药残留、重金属污染综合治理。开展化肥农药使用量零增长行动，全面推广测土配方施肥、农药精准高效施用。加快高效、低毒、低残留农药新品种研发和推广，实施高毒、高残留农药替代行动。实施兽用抗菌药治理行动，逐步淘汰无残留限量标准和残留检测方法标准的兽药及其制剂。严格落实农药兽药登记和安全使用制度，推行高毒农药定点经营和实名购买制度。推进重金属污染源头治理，摸清土壤污染分布情况，开展污染耕地分级分类治理。

提高农业标准化水平。实施农业标准化推广工程，推广良好农业规范。继续推进农业标准化示范区、园艺作物标准园、标准化规模养殖场（小区）、水产健康养殖场建设。支持良好农业规范认证品牌农产品发展，提高安全优质品牌农产品比重。建立健全畜禽屠宰管理制度，加快推进病死畜禽无害化处理与养殖业保险联动机制建设，加强病死畜禽、屠宰废弃物无害化处理和资源化利用。加强粮食质量安全监测与监管，推动建立重金属等超标粮食处置长效机制。推动农产品生产者积极参与国家农产品质量安全追溯管理信息平台运行。开展肉类、蔬菜等产品追溯体系建设的地区要加快建立高效运行长效机制。

专栏2　食用农产品源头治理工程

（一）农药残留治理工程

主要农作物病虫害绿色防控覆盖率达到30%以上，专业化统防统治覆盖率达到40%以上，农药利用率达到40%以上。

（二）兽药残留治理工程

新研发和推广低毒、低残留新兽药产品100种，淘汰高风险兽药产品100种。动物产品兽药残留合格率保持在97%以上。

（三）测土配方施肥推广工程

测土配方施肥技术覆盖率达到90%以上，畜禽粪便养分还田率达到60%以上，水肥一体化技术推广面积达到1.5亿亩，机械施肥面积占主要农作物种植面积的40%以上，主要农作物化肥利用率达到40%以上。

（四）农业标准化推广工程

标准化生产示范园（场）全部通过“三品一标”（无公害农产品、绿色食品、有机农产品和农产品地理标志）认证登记，有机农产品种植基地面积达到300万公顷，绿色食品种植基地面积达到1200万公顷。

（五）农产品质量安全保障工程

完善国家农产品质量安全追溯管理信息平台，健全农产品质量安全监管体系，提高基层监管能力。

（五）严格过程监管

严把食品生产经营许可关。对食品（含食品添加剂）生产、直接接触食品的包装材料等具有较高风险的相关产品、食品经营（不含销售食用农产品）依法严格实施许可管理。深化“放管服”改革，优化许可流程，提高审批效率。整合现有资源，建立全国统一的食品生产经营许可信息公示系统。落实地方政府尤其是县级政府责任，实施餐饮业质量安全提升工程。获得许可证的餐饮服务单位全面推行“明厨亮灶”。推进餐厨废弃物资源化利用和无害化处理试点城市建设。

严格生产经营环节现场检查。食品生产经营企业应当认真履行法定义务，严格遵守许可条件和相关行为规范。科学划分食品生产经营风险等级，加强对高风险食品生产经营企业的监督检查。科学制定国家、省、市、县级食品检查计划，确定检查项目和频次。国务院食品安全监管有关部门负责建立和完善食品生产经营监督检查制度和技术规范，依据职责监督抽查大型食品生产经营企业；省级食品安全监管部门负责制定本省（区、市）年度监督管理计划，抽查本行政区域内大型食品生产经营企业，督导核查市、县级监督管理工作；市、县级食品安全监管部门负责日常监督检查，在全覆盖基础上按照“双随机、一公开”原则开展日常检查。现场检查应按照年度监督检查计划进行，覆盖所有生产经营者，重点检查农村、学校、幼儿园等重点区域，小作坊、小摊贩、小餐饮等重点对象，冷链贮运等重点环节，以及中高风险食品生产经营者。大力推进学校食堂、幼儿园食堂实时监控工作。

严格特殊食品监管。推进保健食品注册与备案制改革，完善保健食品保健功能目录，科学调整功能表述。制定保健食品原料目录、可用和禁用于保健食品物品名单。严厉打击保健食品虚假宣传、商业欺诈、诱骗消费者购买等违法行为。严格特殊医学用途配方食品、婴幼儿配方乳粉产品配方注册管理。

严格网格化监管。科学划定县、乡级行政区域内食品安全网格，合理配备监管协管力量，做到“定格、定岗、定员、定责”。建立健全责任包干、信息管理、上下联动、社会协作、协调处理、宣传引导、考核评价等制度，有效消除各类风险隐患。到“十三五”末，县、乡级100%完成食品安全网格划定。

严格互联网食品经营、网络订餐等新业态监管。加强互联网食品经营网上监测能力建设。落实网络平台食品经营资质审核责任，完善网上交易在线投诉和售后维权机制。

严格食品相关产品监管。通过安全评估确定风险等级，对高风险的食品相关产品实施生产许可，逐步形成以监督检查为手段，以风险监测和抽样检验为验证的事中事后监管体系。

严格进出口食品安全监管。实施进口食品安全放心工程，强化口岸检验检疫。实施进出口食品安全风险预警和进出口企业信誉记录制度，建立风险预警平台，大力加强境外体系检查。完善进出口食品质量安全检验检测，制定进口食品安全监督抽检计划和风险监测计划。严格实施进口食品境外生产企业注册。加强跨境电子商务进口食品检验检疫监管。

推动特色食品加工示范基地建设。在原料资源丰富地区，选择一批地方特色突出的食品产业园区，以知名品牌和龙头企业为引领，开展集食品研发创新、检测认证、包装印刷、冷链物流、人才培训、工业旅游、集中供热、污水集中处理等于一体的现代食品工业基地建设示范，提高基础设施和公共服务水平，开展集中监管，发挥示范引领作用，带动食品产业转型升级和食品质量安全管理水平整体提升。

（六）强化抽样检验

食品安全抽样检验覆盖所有食品类别、品种，突出对食品中农药兽药残留的抽检。科学制定国家、省、市、县级抽检计划。国务院食品安全监管有关部门主要承担规模以上或产品占市场份额较大食品生产企业的产品抽检任务，省级食品安全监管部门主要承担本行政区域内所有获得许可证的食品生产企业的产品抽检任务，市、县级食品安全监管部门主要承担本行政区域内具有一定规模的市场销售的蔬菜、水果、畜禽肉、鲜蛋、水产品农药兽药残留抽检任务以及小企业、小作坊和餐饮单位抽检任务。市、县级食品安全监管部门要全面掌握本地农药兽药使用品种、数量，特别是各类食用农产品种植、养殖过程中农药兽药使用情况，制定的年度抽检计划和按月实施的抽检样本数量要能够覆盖全部当地生产销售的蔬菜、水果、畜禽肉、鲜蛋和水产品，每个品种抽样不少于 20 个，抽样检验结果及时向社会公开。将食品安全抽检情况列为食品安全工作考核的重点内容。

专栏3 食品安全监管行动计划

（一）食品安全监督抽检工程

到2020年，国家统一安排计划、各地区各有关部门分别组织实施的食品检验量达到每年4份/千人。其中，各省（区、市）组织的主要针对农药兽药残留的食品检验量不低于每年2份/千人。探索开展国家食品安全评价性抽检工作。

（二）特殊食品审评能力建设

加强特殊食品审评工作，加强专职审评员队伍建设，依法按时完成保健食品、特殊医学用途配方食品和婴幼儿配方乳粉产品配方技术审评任务。

（三）进出口食品安全监管提升计划

对50个主要对我国出口食品的国家（地区）开展食品安全体系评估和回顾性检查。严格实施进口食品监督抽检，监督抽检产品种类实现全覆盖。建设20个进口食品进境检验检疫指定口岸。新建100个国家级出口食品安全示范区。

（四）餐饮业质量安全提升工程

推进餐饮业实施餐饮服务食品安全操作规范，加强餐饮食品安全员考核，完善餐饮服务食品安全标准。落实地方政府尤其是县级政府责任，实现餐饮食品安全监管全覆盖。

（七）严厉处罚违法违规行为

整治食品安全突出隐患及行业共性问题。重点治理超范围超限量使用食品添加剂、使用工业明胶生产食品、使用工业酒精生产酒类食品、使用工业硫磺熏蒸食物、违法使用瘦肉精、食品制作过程违法添加罂粟壳等物质、水产品违法添加孔雀石绿等禁用物质、生产经营企业虚假标注生产日期和保质期、用回收食品作为原料生产食品、保健食品标签宣传欺诈等危害食品安全的“潜规则”和相关违法行为。完善食品中可能违法添加的非食用物质名单、国家禁用和限用农药名录、食用动物禁用的兽药及其他化合物清单，研究破解“潜规则”的检验方法。

整合食品安全监管、稽查、检查队伍，建立以检查为统领，集风险防范、案件调查、行政处罚、案件移送于一体的工作体系。各级公安机关进一步加强打击食品安全犯罪的专业力量建设，强化办案保障。加强行政执法与刑事司法的衔接，建立证据互认、证据转换、法律适用、涉案食品检验认定与处置等协作配合机制。推动出台食品安全违法行为处罚到人的法律措施。完善政法委牵头、政法部门和监管部门共同参与的协调机制。

（八）提升技术支撑能力

提升风险监测和风险评估等能力。全面加强食源性疾病、食品污染物、食品中有毒物质监测，强化监测数据质量控制，建立监测数据共享机制。完善食品安全风险评估体系，通过综合分析监测数据及时评估并发现风险。建立食品安全和农产品质量安全风险评估协调机制，将“米袋子”“菜篮子”主要产品纳入监测评估范围。食品污染物和有害因素监测网络覆盖所有县级行政区域并延伸到乡镇和农村，食源性疾病监测报告系统覆盖各级各类医疗机构。

健全风险交流制度。按照科学、客观、及时、公开的原则，定期组织食品生产经营者、食品检验机构、认证机构、食品行业协会、消费者协会以及新闻媒体等，就食品安全风险评估信息和食品安全监督管理信息进行交流沟通。规范食品安全信息发布机制和制度。建立国家、省、市、县四级食品安全社会公众风险认知调查体系和国家、省、市三级风险交流专家支持体系。鼓励大型食品生产经营企业参与风险交流。

专栏4　风险监测预警、评估能力提升项目

（一）食品安全风险监测能力

依托现有资源建设风险监测区域重点实验室和省级参比实验室。进一步完善国家食源性疾病监测系统，建立覆盖全部医疗机构并延伸到农村的食源性疾病监测报告网络。依托现有资源构建地方各级食源性疾病监测溯源平台。建立覆盖全国的食品安全风险预警系统和重点食品品种风险预警模型。建立健全覆盖主要贸易国家（地区）的进出口食品安全信息监测网络和进出口食品安全数据库。

（二）食品安全风险评估能力

建立国家农产品质量安全风险评估实验室。加快国家食品安全风险评估中心分中心建设，建设风险评估区域重点实验室。实施食物消费量调查、总膳食和毒理学研究计划。建立完善国家食品安全风险评估基础数据库。构建进出口食品安全风险评估分级模型。

加快建设食品安全检验检测体系。构建国家、省、市、县四级食品安全检验检测体系。国家级检验机构具备较强的技术性研究、技术创新、仲裁检验、复检能力和国际合作能力；省级检验机构能够完成相应的法定检验、监督检验、执法检验、应急检验等任务，具备一定的科研能力，能够开展有机污染物和生物毒素等危害物识别及安全性评价、食源性致病微生物鉴定、食品真实性甄别等基础性、关键性检验检测技术，能够开展快速和补充检验检测方法研究；市级检验机构具备对食品安全各项目参数较全面的常规性检验检测能力；食品产业大县和人口大县要具备对常见微生物、重金属、农药兽药残留等指标的实验室检验能力及定性快速检测能力。加强检验检测信息化建设。鼓励大专院校、企业检验机构承担政府检验任务。组织开展食品快速检测方法评价，规范快速检测方法应用。

提高食品安全智慧监管能力。重点围绕行政审批、监管检查、稽查执法、应急管理、检验监测、风险评估、信用管理、公共服务等业务领域，实施“互联网＋”食品安全监管项目，推进食品安全监管大数据资源共享和应用，提高监管效能。

加强基层监管能力建设。各级食品安全监管机构业务用房、执法车辆、执法装备配备实现标准化，满足监督执法需要。

加强应急处置能力建设。完善国家、省、市、县四级应急预案体系，健全突发事件跟踪、督查、处理、报告、回访和重大事故责任追究机制。强化食品安全舆情监测研判。开展应急演练。

专栏5 监管能力建设项目

（一）检验检测能力建设项目

实施食品安全检验检测能力达标工程。根据国家建设标准建设食品安全检验检测机构。依托现有资源建设一批食品安全监管重点实验室，在相应特色领域具备国内一流检验水平和技术攻关能力。全面推进县级食品安全检验检测资源整合。鼓励通过建设省、市级检验机构区域分中心的方式开展跨层级整合。做好与药品、医疗器械检验检测项目的统筹衔接。

实施食用农产品和进出口食品检验机构改造项目。升级改造农产品质量安全风险评估实验室、粮食质量安全检验监测机构。建设进出口食品质量检（监）测基准实验室。升级改造部分省级进出口食品质量安全检（监）测重点实验室。

（二）“互联网+”食品安全监管项目

继续推进实施国家食品安全监管信息化工程建设项目。依托现有机构，整合现有资源，重点建设全国食品生产经营许可信息公示系统，以及食品生产经营监管、检验监测、信用管理、应急管理、风险评估和移动执法系统；完善婴幼儿配方乳粉、生鲜农产品和酒类食品追溯信息管理平台；建设进出口食品安全监管信息化工程和粮食质量安全监管信息化平台；构建食品安全监管数据中心和监管信息资源数据库。

（三）基层监管能力标准化建设项目

合理保障食品安全监管机构执法基本装备、执法取证装备、快检装备配备和基础设施建设需要，到“十三五”末，实现各级监管队伍装备配备标准化。

（四）提升突发事件应对能力

加强应急能力培训，提升调查分析能力、风险防控能力、信息公开能力和舆论引导能力。建立以中国食品药品检定研究院为龙头，以7—10个区域性应急检验检测重点实验室为支撑的应急检验检测体系。加强食品安全突发事件流行病学调查和卫生学处置能力建设，整合建立重大食品安全突发事件病因学实验室应急检测技术平台。

强化科技创新支撑。利用国家科技计划（专项、基金等）、企业投入、社会资本等统筹支持食品安全创新工作。重点支持研发冷链装备关键技术、过程控制技术、检验检测技术等。

专栏6　食品安全重点科技工作

（一）建立科学、高效的过程控制技术体系

开展农药兽药、持久性有机污染物、重金属、微生物、生物毒素等食品原料中危害物迁移转化机制与安全控制机理等技术研究。提出相应控制规范，研发控制新工艺和新设备。研发质量安全控制新技术30—50项。

（二）建立全覆盖、组合式、非靶向检验检测技术体系

研发食品中化学性、生物性、放射性危害物高效识别与确证关键技术及产品，研发生化传感器、多模式阵列光谱、小型质谱、离子迁移谱等具有自主知识产权的智能化快速检测试剂、小型化智能离线及在线快速检测装备30—50台（套），制定检验规程120—150项，研制食品安全基体标准物质60—80种。开展食品安全第三方检验检测体系建设科技示范。

（三）建立科学合理的食品安全监测和评价评估技术体系

开展体外替代毒性测试、混合污染物毒性评价及风险评估等食品安全危害识别与毒性机制等研究。研发新一代毒性测试方法技术20—30项。

（四）研发急需优先发展的冷链装备关键技术

研究和开发高效、环保、精准冷链装备，研究氨制冷系统安全技术，研究基于信息技术的绿色冷链物流系统优化技术。

（五）整合现有资源加强食品安全监督执法智慧工作平台研发

研究食品安全风险分级评价与智能化现场监管、网络食品安全监控等技术。研发致病微生物全基因溯源、食品安全突发事件应急演练模拟仿真模型等应急处置新技术30—40项，研发风险预警模型和可视化决策支持的云服务平台，形成监督管理新技术20—30项。

（六）强化食品安全国家标准制修订

研究农药和兽药的关键限量标准不少于20种，新发毒素、污染物标准不少于5种。

（七）综合示范应用

通过研究成果转化、应用和集成研究，提出食品安全解决方案。开展区域和产业链综合示范，发挥科技成果在服务产业发展和支撑食品安全监管方面的重要作用。

（九）加快建立职业化检查员队伍

依托现有资源建立职业化检查员制度，明确检查员的资格标准、检查职责、培训管理、绩效考核等要求。加强检查员专业培训和教材建设，依托现有资源设立检查员实训基地。采取多种合理有效措施，鼓励人才向监管一线流动。

专栏7　专业素质提升项目

（一）建立职业化检查员队伍

加强培训考核，使职业化检查员符合相应的工作要求。

（二）加强人才培养

推进网络教育培训平台建设。依托现有省级教育培训机构建立专业教学基地。加强跨学科高端人才培养。

监管人员专业化培训时间人均不低于40学时/年，新入职人员规范化培训时间人均不低于90学时。对地方各级政府分管负责人进行分级培训。对各级监管机构相关负责人进行国家级调训。本科以上学历专业技术人员达到食品安全监管队伍总人数的70%以上，高层次专业人才占技术队伍的15%以上。食品安全一线监管人员中，食品相关专业背景的人员占比每年提高2%。

（十）加快形成社会共治格局

完善食品安全信息公开制度。各级监管部门及时发布行政许可、抽样检验、监管执法、行政处罚等信息，做到标准公开、程序公开、结果公开。将相关信息及时纳入食品生产经营企业信用档案、全国信用信息共享平台及国家企业信用信息公示系统，开展联合激励和惩戒。

畅通投诉举报渠道，严格投诉举报受理处置反馈时限。鼓励食品生产经营企业员工举报违法行为，建立举报人保护制度，落实举报奖励政策。加强舆论引导，回应社会关切，鼓励新闻媒体开展食品安全舆论监督。食品安全新闻报道要客观公正，重大食品安全新闻报道和信息发布要严格遵守有关规定。

支持行业协会制定行规行约、自律规范和职业道德准则，建立健全行业规范和奖惩机制。提高食品行业从业人员素质，对食品生产经营企业的负责人和主要从业人员，开展食品安全法律法规、职业道德、安全管控等方面的培训。

加强消费者权益保护，增强消费者食品安全意识和自我保护能力，鼓励通过公益诉讼、依法适用民事诉讼简易程序等方式支持消费者维权。继续办好“全国食品安全宣传周”，将食品安全教育纳入国民教育体系，作为公民法制和科学常识普及、职业技能培训等的重要内容。加强科普宣传，推动食品安全进农村、进企业、进社区、进商场等，鼓励研究机构、高校、协会等参与公益宣传科普工作，提升全民食品安全科学素养。

专栏 8 社会共治推进计划

（一）建设投诉举报业务系统

建成覆盖国家、省、市、县四级的投诉举报业务系统，实现网络 24 小时接通，电话在受理时间内接通率不低于 90%。

（二）扩大食品安全责任保险试点

完善食品安全责任保险政策，充分发挥保险的风险控制和社会管理功能，探索建立行业组织、保险机构、企业、消费者多方参与、互动共赢的激励约束机制和风险防控机制。

（三）开展食品行业从业人员培训提高项目

食品生产经营企业每年安排食品安全管理人员、主要从业人员接受不少于 40 小时的食品安全法律法规、科学知识和行业道德伦理的集中培训。有关部门要加强指导，培养师资力量，制定培训大纲和教材，利用大专院校、第三方机构等社会资源开展培训。鼓励行业协会对从业人员开展培训。

（四）开展食品安全状况综合评价

研究建立食品安全状况综合评价体系，开展食品安全指数评价和发布试点工作。

（五）实施立体化科普宣传计划

整合现有资源，加强科普示范基地建设，建立完善统一的食品安全科普知识库。充实宣传力量，推广“两微一端”新媒体平台。深入开展“全国食品安全宣传周”等科普宣传活动。将食品安全教育内容融入有关教育教学活动。

（十一）深入开展“双安双创”行动

继续开展国家食品安全示范城市创建和农产品质量安全县创建（即“双安双创”）行动，实施食品安全和农产品质量安全示范引领工程，鼓励各地分层次、分步骤开展本区域食品安全和农产品质量安全示范创建行动，提升食品安全监管能力和水平。

专栏9　食品安全和农产品质量安全示范引领工程

（一）食品安全示范城市创建

在4个直辖市、27个省（区）的省会（首府）城市、计划单列市和其他部分条件成熟的地级市（共约100个），开展国家食品安全示范城市创建行动。

（二）农产品质量安全县创建

在具备条件的“菜篮子”产品主产县（共约1000个）开展国家农产品质量安全县创建行动。

四　保障措施

（一）加强组织领导

地方各级政府要根据本规划确定的发展目标和主要任务，将食品安全工作纳入重要议事日程和本地区经济社会发展规划，切实落实监管有责、有岗、有人、有手段，履行日常监管、监督抽检责任。实行综合执法的地方要充实基层监管力量，将食品药品安全监管作为首要职责。

（二）合理保障经费

按照《国务院关于推进中央与地方财政事权和支出责任划分改革的指导意见》（国发〔2016〕49号）要求，落实财政投入政策。继续安排中央基建投资对食品安全监管基础设施和装备给予支持。完善执法能力建设投入机制，讲求效益，注重资源共享。制定完善各类项目支付标准，探索通过政府购买服务等方式提高食品安全监管投入效益。资金投入向基层、集中连片特困地区、国家扶贫开发工作重点县以及对口支援地区等适当倾斜。

（三）强化综合协调

加强各级食品安全委员会及食品安全办建设，健全食品安全委员会各成员单位工作协同配合机制以及信息通报、形势会商、风险交流、协调联动等制度，统筹协调、监督指导各成员单位落实食品安全职责，加大督查考评力度，形成监管合力。乡镇（街道）要完善食品安全监管体制，加强力量建设，确保事有人做、责有人负。

（四）深化国际合作

加强与发达国家食品安全监管机构及重要国际组织合作，积极参与国际规则和标准制定，应对国际食品安全突发事件，提高全球食品安全治理能力和水平。加强食品安全国际化人才培养，鼓励支持我国专家在食品相关国际机构任职。做好我国作为国际食品法典添加剂委员会和农药残留委员会主席国的相关工作。

（五）严格考核评估

各有关部门要按照职责分工，细化目标，分解任务，制定实施方案，落实各项规划任务。要健全完善考核评估和监督机制，并将本规划任务落实情况纳入对各相关部门和下一级政府的考核评价内容。国务院食品安全办牵头对本规划执行情况及时进行中期评估和终期考核，确保各项任务落实到位。

附录三 “十三五”国家药品安全规划

保障药品安全是建设健康中国、增进人民福祉的重要内容，是以人民为中心发展思想的具体体现。为提高药品质量安全水平，根据《中华人民共和国国民经济和社会发展第十三个五年规划纲要》，制定本规划。

一 现状和形势

“十二五”时期，在各方面共同努力下，我国药品安全形势稳定向好，人民群众用药得到保障，药品安全工作取得积极进展。

（一）公众需求得到进一步满足。及时出台政策，优先审评审批部分临床急需的仿制药，加快审评审批对重大疾病、罕见病、老年人和儿童疾病有更好疗效的创新药及医疗器械。一批在治疗肿瘤、艾滋病、罕见病、儿童手足口病、脊髓灰质炎等领域具有自主知识产权的创新药，以及国产生物材料、高端影像类产品、心脏血管支架等医疗器械加快上市，满足群众需求。

（二）审评审批制度改革扎实推进。按照《国务院关于改革药品医疗器械审评审批制度的意见》（国发〔2015〕44号）要求，推进仿制药质量和疗效一致性评价，在10省（市）开展上市许可持有人制度试点，改进临床试验审批，提高审评审批质量，公开审评审批信息，推动建立科学高效的审评审批体系。

（三）法规标准体系不断完善。修订公布《医疗器械监督管理条例》及药品生产质量管理规范、药品经营质量管理规范等。提升药品医疗器械标准，制修订药品标准4368项、药包材标准130项、医疗器械标准566项。制定公布《中华人民共和国药典（2015年版）》。

（四）全过程监管制度基本形成。药物非临床研究质量管理规范、药物医疗器械临床试验质量管理规范、药品医疗器械生产质量管理规范、药品医疗器械经营质量管理规范稳步实施，从实验室到医院的全过程监管制度基本形成，覆盖全品种、全链条的药品追溯体系正在建立。

（五）违法违规行为受到严厉打击。出台食品药品行政执法与刑事司法衔接工作办法。对群众反映强烈的虚假注册申报、违规生产、非法经营、夸大宣传、使用无证产品及制售假劣药品等违法违规行为，持续开展专项打击。查处药品医疗器械行政案件75万起，公安机关侦破危害药品安全案件4.6万余起。对申报生产或进口的药品注册申请，全面开展临床试验数据自查核查。

（六）支撑保障能力稳步加强。各级财政支持力度持续加大，监管能力得到提升。完善药品医疗器械审评、检查和检验检测体系，建成国家药品不良反应监测系统。执业药师数量不断增长。

在肯定成绩的同时，必须清醒认识到，影响我国药品质量安全的一些深层次问题依然存在，药品质量安全形势依然严峻。药品质量总体水平有待提高，部分产品质量疗效与国际先进水平存在差距，一些临床急需产品难以满足公众治病的实际需求，近3/4的药品批准文号闲置。执业药师用药服务作用发挥不到位，不合理用药问题突出。药品监管基础仍较薄弱，统一权威监管体制尚未建立，监管专业人员不足，基层装备配备缺乏，监管能力与医药产业健康发展要求不完全适应。

“十三五”时期是全面建成小康社会的决胜阶段，也是全面建立严密高效、社会共治的药品安全治理体系的关键时期。要尊重药品安全规律，继续加大工作力度，坚持把药品安全作为关系民生的政治任务来落实，确保广大人民群众用药安全。

二 总体要求

（一）指导思想

全面贯彻党的十八大和十八届三中、四中、五中、六中全会精神，以马克思列宁主义、毛泽东思想、邓小平理论、“三个代表”重要思想、科学发展观为指导，深入贯彻习近平总书记系列重要讲话精神，认真落实党中央、国务院决策部署，紧紧围绕统筹推进“五位一体”总体布局和协调推进“四个全面”战略布局，牢固树立和贯彻落实创新、协调、绿色、开放、共享的发展理念，坚持最严谨的标准、最严格的监管、最严厉的处罚、最严肃的问责，加快建成药品安全现代化治理体系，提高科学监管水平，鼓励研制创新，全面提升质量，增加有效供给，保障人民群众用药安全，推动我国由制药大国向制药强国迈进，推进健康中国建设。

（二）基本原则

1. 维护公众健康，保障公众需求。坚持以人民健康为中心，把人民健康放在优先发展战略地位，保障公众用药安全、有效、可及，防止药品安全事件发生，切实维护人民群众身体健康和生命安全。

2. 深化审评审批改革，提升监管水平。持续深化“放管服”改革，寓监管于服务之中，优化程序、精简流程、公开透明，完善科学监管机制，提升监管效率和水平。

3. 鼓励研发创新，提高产品质量。以解决临床问题为导向，落实创新驱动发展战略，瞄准国际先进水平，破除制约创新发展的思想观念和制度藩篱，促进提升研发创新水平，推动企业强化质量安全控制，切实提升药品质量和疗效。

4. 加强全程监管，确保用药安全有效。完善统一权威的监管体制，推进药品监管法治化、标准化、专业化、信息化建设，提高技术支撑能力，强化全过程、全生命周期监管，保证药品安全性、有效性和质量可控性达到或接近国际先进水平。

（三）发展目标

到 2020 年，药品质量安全水平、药品安全治理能力、医药产业发展水平和人民群众满意度明显提升。

1. 药品质量进一步提高。批准上市的新药以解决临床问题为导向，具有明显的疗效；批准上市的仿制药与原研药质量和疗效一致。分期分批对已上市的药品进行质量和疗效一致性评价。2018 年年底前，完成国家基本药物目录（2012 年版）中 2007 年 10 月 1 日前批准上市的 289 个化学药品仿制药口服固体制剂的一致性评价；鼓励企业对其他已上市品种开展一致性评价。

2. 药品医疗器械标准不断提升。制修订完成国家药品标准 3050 个和医疗器械标准 500 项。

3. 审评审批体系逐步完善。药品医疗器械审评审批制度更加健全，权责更加明晰，流程更加顺畅，能力明显增强，实现按规定时限审评审批。

4. 检查能力进一步提升。依托现有资源，使职业化检查员的数量、素质满足检查需要，加大检查频次。

5. 监测评价水平进一步提高。药品不良反应和医疗器械不良事件报告体系以及以企业为主体的评价制度不断完善，监测评价能力达到国际先进水平，药品定期安全性更新报告评价率达到 100%。

6. 检验检测和监管执法能力得到增强。药品医疗器械检验检测机构达到国家相应建设标准。实现各级监管队伍装备配备标准化。

7. 执业药师服务水平显著提高。每万人口执业药师数超过 4 人，所有零售药店主要管理者具备执业药师资格、营业时有执业药师指导合理用药。

三 主要任务

（一）加快推进仿制药质量和疗效一致性评价

药品生产企业是一致性评价工作的主体，应按相关指导原则主动选购参比制剂，合理选用评价方法，开展研究和评价。食品药品监管部门加强对药品生产企业一致性评价工作的指导，制定完善相关指导原则，及时公布参比制剂信息，逐步建立我国仿制药参比制剂目录集。

细化落实医保支付、临床应用、药品集中采购、企业技术改造等方面的支持政策，有效解决临床试验资源短缺问题，鼓励企业开展一致性评价工作。自首家品种通过一致性评价后，其他药品生产企业的相同品种原则上应在3年内完成一致性评价。完善一致性评价工作机制，充实专业技术力量，严格标准、规范程序，按时审评企业提交的一致性评价资料和药品注册补充申请。

（二）深化药品医疗器械审评审批制度改革

1. 鼓励研发创新。完成药品上市许可持有人制度试点，及时总结经验、完善制度，力争尽快全面推开。鼓励具有临床价值的新药和临床急需仿制药研发上市，对具有明显临床价值的创新药及防治艾滋病、恶性肿瘤、重大传染病、罕见病等疾病的临床急需药品，实行优先审评审批。对创新药临床试验申请，重点审查临床价值和受试者保护等内容，加快临床试验审批。鼓励临床机构和医生参与创新药和医疗器械研发。对拥有产品核心技术发明专利、具有重大临床价值的创新医疗器械，以及列入国家重点研发计划、科技重大专项的临床急需药品医疗器械，实行优先审评审批。制定并定期公布限制类和鼓励类药品审批目录，及时公开注册申请信息，引导企业减少不合理申报。

2. 完善审评审批机制。健全审评质量控制体系。建立以临床为核心的药品医疗器械审评机制，完善适应症团队审评、项目管理人、技术争议解决、沟通交流、优先审评、审评信息公开等制度，逐步形成以技术审评为核心、现场检查和产品检验为支撑的药品医疗器械疗效和安全保障制度。建立健全药品数据保护制度，鼓励研发创新。

3. 严格审评审批要求。全面提高药品审批标准，创新药突出临床价值，改良型新药体现改良优势，仿制药要与原研药质量和疗效一致。

4. 推进医疗器械分类管理改革。健全医疗器械分类技术委员会及专业组，建立医疗器械产品风险评估机制和分类目录动态更新机制。制定医疗器械命名术语指南，逐步实施按医疗器械通用名称命名。制定医疗器械编码规则，构建医疗器械编码体系。

专栏1 审评审批制度改革

（一）仿制药质量和疗效一致性评价

制定或转化一致性评价所需的相关技术指南和指导原则，推进一致性评价能力建设，按照工作需要，依托现有资源，配备一定数量的专业人员。

（二）解决药品注册申请积压

按国务院要求，尽快实现注册申请和审评数量年度进出平衡，按规定时限审批。

（三）加快医疗器械分类管理改革

组建16个分类技术专业组，优化调整分类目录框架及结构，发布新版《医疗器械分类目录》，按专业领域设置研究制定22个命名术语指南，建立医疗器械分类、命名及编码数据库。

（三）健全法规标准体系

1. 完善法规制度。推动修订药品管理法。修订化妆品卫生监督条例。基本完成药品、医疗器械、化妆品配套规章制修订。根据药品安全形势发展和法律法规制修订情况，清理规章和规范性文件，基本建成科学完备的药品安全法规制度体系。

2. 完善技术标准。对照国际先进水平编制《中华人民共和国药典（2020年版）》，化学药品标准达到国际先进水平，生物制品标准接近国际先进水平，中药（材）标准处于国际主导地位。提高药用辅料、药包材标准整体水平，扩大品种覆盖面，稳步提高民族药（材）标准。建立药品标准淘汰机制，全面清理历版药典未收载品种标准和各类局（部）颁标准，提升一批，淘汰一批。加快医疗器械国际标准研究转化，优先提高医疗器械基础通用标准和高风险类产品标准。制修订化妆品相关标准。

3. 完善技术指导原则。修订药物非临床研究、药物临床试验、处方药与非处方药分类、药用辅料安全性评价、药品注册管理、医疗器械注册技术审查等指导原则，修订药品生产、经营质量管理规范附录和技术指南。制定医疗器械生产经营使用以及不良事件监测技术指南。

专栏2 标准提高行动计划

（一）药品标准提高行动计划

制修订国家药品标准3050个，包括中药民族药标准1100个、化学药品标准1500个、生物制品标准150个、药用辅料标准200个、药包材标准100个。

制修订药品注册技术指导原则350项。制修订药典收载的检测方法、通则（总论）以及技术指导原则100项。根据需要及时制定发布一批药品补充检验方法。

研制中药民族药和天然药物标准物质，包括化学对照品200种、对照药材150种、对照提取物100种。研制药用辅料和药包材标准物质，包括药用辅料对照品150种、药包材对照物质10种。

（二）医疗器械标准提高行动计划

制修订医疗器械标准500项，包括诊断试剂类标准80项、有源医疗器械标准200项、无源医疗器械和其他标准220项。

制修订医疗器械技术审查和临床试验指导原则200项。研制体外诊断试剂标准物质150种。

建立健全医疗器械标准化管理体系，依托现有资源，加强国家医疗器械标准管理中心建设，配备满足需要的标准管理人员。

（三）化妆品标准提高行动计划

制修订化妆品禁用、限用物质检验检测方法30—50项。

（四）加强全过程监管

1. 严格规范研制生产经营使用行为。

加强研制环节监管。全面实施药物非临床研究质量管理规范、药物临床试验质量管理规范、医疗器械临床试验质量管理规范。依托现有资源，建立临床试验数据管理平台，加强临床试验监督检查，严厉打击临床数据造假行为，确保临床试验数据真实可靠。

加强生产环节监管。全面实施药品生产质量管理规范、中药材生产质量管理规范和中药饮片炮制规范、医疗器械生产质量管理规范。

对药用原辅料和药包材生产企业开展延伸监管。对疫苗、血液制品等生物制品以及血源筛查诊断试剂全面实施批签发管理。加强无菌和植入性医疗器械生产监管。完善企业生产工艺变更报告制度，对生产工艺重大变更依法实行审评审批。严肃查处药品生产偷工减料、掺杂使假、擅自改变工艺生产劣药等违法违规行为。

加强流通环节监管。全面实施药品经营质量管理规范、医疗器械经营质量管理规范，加强冷链运输贮存质量监管。实行生产经营企业购销业务人员网上备案与核查制度。按照“十三五”深化医改要求，推行药品采购“两票制”，鼓励药品生产企业与医疗机构直接结算货款。

加强使用环节监管。严格落实医疗机构药品监督管理办法、医疗器械使用质量监督管理办法，严把购进、验收、贮存、养护、调配及使用各环节质量关，及时报告药品不良反应和医疗器械不良事件。严格落实凭处方销售处方药的规定，加强麻醉药品、精神药品处方管理。加强植入性等高风险医疗器械使用管理。

建立实施全生命周期管理制度。建立药品档案。全面落实药物医疗器械警戒和上市后研究的企业主体责任，生产企业对上市产品开展风险因素分析和风险效益评价，及时形成产品质量分析报告并于每年1月底前报送食品药品监管总局。加强上市后再评价，根据评价结果，对需要提示患者和医生安全性信息的，及时组织修改标签说明书。淘汰长期不生产、临床价值小、有更好替代品种的产品，以及疗效不确切、安全风险大、获益不再大于风险的品种。

2. 全面强化现场检查和监督抽验。按照“双随机、一公开”原则，加强事中事后监管。重点围绕行为规范、工艺合规、数据可靠等方面，对企业开展质量管理全项目检查，严厉打击弄虚作假等各类违法行为，督促企业严格执行相关质量管理规范。加大注册检查、飞行检查和境外检查频次，提高检查能力。加大对无菌、植入性医疗器械和体外诊断试剂的检查力度。加强化妆品原料使用合规性检查。合理划分国家和地方抽验品种和项目，加大对高风险品种的抽验力度，扩大抽验覆盖面。

3. 加大执法办案和信息公开力度。加强国家级稽查执法队伍能力建设，组织协调大案要案查处，强化办案指导和监督，探索检查稽查合一工作机制，初步建成全国统一、权威高效的稽查执法体系。加强各级公安机关打击药品犯罪的专业力量建设，强化办案保障。深化行政执法与刑事司法衔接，推动出台药品违法行为处罚到人的法律措施，加大对违法犯罪行为的打击力度。加快投诉举报体系建设，畅通投诉举报渠道，鼓励社会监督。按规定全面公开行政许可、日常监管、抽样检验、检查稽查、执法处罚信息。

专栏3　安全监管行动计划

（一）加强药品检查

国家级每年检查300—400个境内药品生产企业，每年全覆盖检查血液制品和疫苗生产企业。每年对40—60个进口药品品种开展境外生产现场检查。

（二）加强医疗器械检查

国家级每年对所有第三类医疗器械生产企业和第二类无菌医疗器械生产企业进行一次全项目检查。2018年起，每两年对其余第二类医疗器械生产企业和所有第一类医疗器械生产企业进行一次全项目检查。每年对30—40家境外医疗器械生产企业质量管理体系情况开展检查，“十三五”期间实现对进口高风险医疗器械产品全覆盖检查。每年全覆盖检查对储运有特殊要求的经营企业，“十三五”期间实现对经营无菌、植入性医疗器械及体外诊断试剂的企业全覆盖检查。每年全覆盖检查三级甲等医疗机构医疗器械使用情况，“十三五”期间实现对其他使用单位全覆盖检查。

（三）加强化妆品检查

国家级每年检查20个化妆品生产企业，省级每年检查30个化妆品生产经营企业。

（四）加强监督抽验

国家级每年对120—140个高风险药品开展监督抽验，省级对本行政区域内生产企业生产的基本药物实行全覆盖抽验。

国家级每年对40—60种医疗器械产品开展监督抽验。

每年开展15000批次化妆品监督抽验和1000批次化妆品风险监测。

4. 加强应急处置和科普宣传。建立健全应急管理体系，加强应急预案管理，开展应急演练和技能培训，推动企业完善突发事件应对处置预案方案。强化舆情监测研判，妥善处置突发事件。加强舆论引导，按规定发布药品安全信息，及时回应社会关切。支持新闻媒体开展舆论监督，客观公正报道药品安全问题。建立国家、省、市、县四级科普宣传工作体系，构建立体化新闻宣传平台，加大科普宣传力度，提升全民安全用药科学素养。

专栏4　应急处置和科普宣传能力提升项目

（一）应急处置能力建设

合理保障应急队伍履职需要，加强应急信息平台、突发事件信息直报网络、应急检验检测能力建设。

（二）立体化科普宣传计划

实施药品安全科普宣传项目，依托现有资源加强科普示范基地、宣传站和科普知识库建设，充实宣传力量，推广“两微一端”新媒体平台，深入开展“全国安全用药月”活动。

（五）全面加强能力建设

1. 强化技术审评能力建设。加强审评科学基础建设，完善审评质量管理制度，建立药品电子化申报和审评过程管理制度。探索政府购买服务机制，改革绩效工资分配管理。

2. 强化检查体系建设。提升检查能力，规范开展药品、医疗器械、化妆品检查。

3. 强化检验检测体系建设。

加强国家、省、市三级药品检验检测体系能力建设，加强国家、省两级医疗器械检验检测机构和市级分中心能力建设。国家级检验机构具备较强的科学研究、技术创新、仲裁检验、复检等能力；省级检验机构能够完成相应的法定检验、监督检验、执法检验、应急检验等任务，具备一定的科研能力，能够开展基础性、关键性检验检测技术以及快速和补充检验检测方法研究；市级检验机构能够完成常规性监督执法检验任务；县级检验机构具备快速检验能力。加强检验检测信息化建设。鼓励大专院校、企业检验机构承担政府检验任务。

加强重点实验室和口岸检验机构建设。重点实验室在相关领域具备国内一流检验水平和技术攻关能力，口岸药品检验机构具备依据法定标准进行全项检验的能力和监测进口药品质量风险的能力。

加强疫苗等生物制品批签发体系和检验检测能力建设。国家级具备生物制品标准制定和标准物质制备能力，能够依据法定标准进行生物制品全项检测；省级能够依据法定标准对本行政区域内企业生产的生物制品进行全项检测。加强国家微生物标准物质库建设和疫苗检验检测技术研发。

4. 强化监测评价体系建设。完善药品不良反应和医疗器械不良事件监测机制、药物滥用监测机制，建立监测哨点并开展重点产品监测预警。创新监测评价手段，扩大监测覆盖面。督促企业落实监测主体责任。

专栏5　技术支撑能力建设项目

（一）国家级审评中心建设

探索创新药品医疗器械审评机构体制机制和法人治理模式。改革事业单位用人机制，建立合理的激励约束机制，与科研院所、医院联合培养审评人员。健全完善药品医疗器械审评审批数据库。

（二）检查能力建设

合理保障检查工作需要，确保具备完成药品医疗器械日常检查、注册检查、飞行检查、境外检查任务的能力。

保障各级审评、检查、监测评价等技术支撑业务用房。

（三）检验检测能力建设

1. 检验检测能力达标工程。

编制药品医疗器械检验检测能力建设标准，根据标准建设各级药品医疗器械检验检测机构。依托中国食品药品检定研究院建设国家级药品医疗器械检验检测机构。改造升级省级和口岸药品检验机构、省级医疗器械检验机构。依托现有资源，建设一批药品、医疗器械和化妆品监管重点实验室。

2. 疫苗批签发体系建设工程。

完善以中国食品药品检定研究院为核心、省级疫苗批签发机构参与的国家疫苗批签发体系。依托现有资源，建立符合国际标准的细胞资源库、干细胞资源库、菌（毒）种库，建立完善生物制品标准物质研究和供应平台、质量评价标准和技术平台。

（四）不良反应和不良事件监测能力建设

依托现有资源，建设国家药品不良反应监测系统（二期）和国家化妆品不良反应监测系统。利用医疗机构电子数据，建立药品医疗器械安全性主动监测与评价系统。在综合医院设立300个药品不良反应和医疗器械不良事件监测哨点。在精神疾病专科医院及综合医院设立100个药物滥用监测哨点。药品不良反应县（市、区）报告比例达到90%以上。对100个医疗器械产品开展重点监测。医疗器械不良事件县（市、区）报告比例达到80%以上。化妆品不良反应报告数达到50份/百万人。

5. 形成智慧监管能力。加强顶层设计和统筹规划，围绕药品医疗器械化妆品行政审批、监管检查、稽查执法、应急管理、检验监测、风险分析、信用管理、公共服务等重点业务，实施安全监管信息化工程，推进安全监管大数据资源共享和应用，提高监管效能。

专栏6　安全监管信息化工程

继续推进监管信息化建设，依托国家统一电子政务网络和现有资源，建设国家、省两级药品安全监管大数据中心，以及药品安全监管信息平台，完善药品监管信息化标准体系、药品监管信息资源管理体系、政务服务信息化体系、网络安全体系、信息化绩效评价体系，建设互联协同、满足监管需求的行政审批、监管检查、稽查执法、应急管理、检验监测、风险分析、信用管理、公共服务等应用系统。

6. 提升基层监管保障能力。推进各级监管业务用房、执法车辆、执法装备配备标准化建设，满足现场检查、监督执法、现场取样、快速检测、应急处置需要。

专栏 7 基层监管能力标准化建设项目

加强市、县级监管机构及乡镇（街道）派出机构执法基本装备、取证装备、快速检验装备配备和基础设施建设。

7. 加强科技支撑。研究攻关适宜技术，为监管和产业发展服务。开展药品安全基础、质量控制、安全评价与预警、检验检测新技术、标准和质量提高研究，强化提升药品纯度等方面的技术支撑。依托现有资源设立一批药品安全研究基地，培养药品安全科技人才。

专栏 8 药品医疗器械安全科技支撑任务

（一）药品检验检测关键技术研究

开展药品快速检验新技术及装备、应急检验方法、补充检验方法等研究。加强药品研发生产及质量控制关键技术研究。

（二）药品安全性、有效性评价技术研究

开展化学药品、新型生物制品、毒性中药材、疫苗、新型药物和特殊药物剂型等的安全性、有效性评价技术研究，加强药包材和药用辅料安全性评价研究。

（三）检验检测研究平台、数据库等建设

建立中药注射剂、中药材检验检测数据库以及多糖类药物和多组分生化药质量控制技术平台，开展药品安全大数据分析研究。

（四）医疗器械检验检测关键技术研究

开展各类数字诊疗装备、个体化诊疗产品、生物医用材料的质量评价、检测技术及检测规范研究，加强常用医疗器械快速检验系统、高风险医疗器械检验检测平台研究。开展在用医疗器械现场检验方法、检测平台及装备研究。

（五）医疗器械安全性评价体系研究

加强医疗器械安全性评价技术及标准体系研究，系统开展植入性等高风险医疗器械安全性研究，开展医用机器人、医用增材制造等创新医疗器械标准体系研究。

8. 加快建立职业化检查员队伍。依托现有资源建立职业化检查员制度，明确检查员的岗位职责、条件要求、培训管理、绩效考核等要求。加强检查员专业培训和教材建设。在人事管理、绩效工资分配等方面采取多种激励措施，鼓励人才向监管一线流动。

专栏9　专业素质提升项目

（一）职业化检查员队伍建设

加强培训考核，使职业化检查员符合相应的工作要求。

（二）人才培养

推进网络教育培训平台建设。在省级教育培训机构建立专业教学基地。

监管人员专业化培训时间人均不低于40学时/年。新入职人员规范化培训时间不低于90学时。对地方各级政府分管负责人进行分级培训。对各级监管机构相关负责人进行国家级调训。

本科以上学历人员达到药品安全监管队伍总人数的70%，高层次专业人才占技术队伍的比例超过15%。药品安全一线监管人员中，药品相关专业背景的人员占比每年提高2%。

（三）执业药师队伍建设

健全执业药师制度体系。建立执业药师管理信息系统。实施执业药师能力与学历提升工程，强化继续教育和实训培养。

四　保障措施

（一）加强政策保障

坚持部门协同，全链条发动，将保障药品安全与进一步改革完善药品生产流通使用政策更好统筹起来，通过深化改革，破除影响药品质量安全的体制机制问题。结合深入推进药品医疗器械审评审批制度改革，制定细化药品价格、招标采购、医保支付、科技支撑等方面的配套政策，建立健全激励机制，督促企业主动提高产品质量。完善短缺药品供应保障和预警机制，保证临床必需、用量不确定的低价药、抢救用药和罕见病用药的市场供应。建立药品价格信息可追溯机制，建立统一的跨部门价格信息平台，做好与药品集中采购平台（公共资源交易平台）、医保支付审核平台的互联互通。鼓励药品生产流通企业兼并重组、做大做强。将企业和从业人员信用记录纳入全国信用信息共享平台，对失信行为开展联合惩戒。探索建立药品医疗器械产品责任保险及损害赔偿补偿机制。

（二）合理保障经费

按照《国务院关于推进中央与地方财政事权和支出责任划分改革的指导意见》（国发〔2016〕49 号）要求，合理确定中央和地方各级政府在药品监管经费上的保障责任。继续安排中央基建投资对药品安全监管基础设施和装备给予积极支持，资金投入向基层、集中连片特困地区、国家扶贫开发工作重点县以及对口支援地区等适当倾斜。推进药品医疗器械注册审评项目政府购买服务改革试点。有关计划（项目、工作）中涉及技术研发相关内容，确需中央财政支持的，通过国家科技计划（专项、基金等）统筹考虑予以支持。

（三）深化国际合作

推进政府间监管交流，加强多边合作，积极加入相关国际组织。开展国际项目合作，搭建民间国际交流平台。加大培训和国外智力引进力度。积极参与国际标准和规则制定，推动我国监管理念、方法、标准与国际先进水平相协调。

（四）加强组织领导

地方各级政府要根据本规划确定的发展目标和主要任务，将药品安全工作纳入重要议事日程和本地区经济社会发展规划。实行综合执法的地方要充实基层监管力量，将食品药品安全监管作为首要职责。各有关部门要按照职责分工，细化目标，分解任务，制定具体实施方案。食品药品监管总局牵头对本规划执行情况进行中期评估和终期考核，确保各项任务落实到位。

附录四　国务院关于实施健康中国行动的意见

国发〔2019〕13号

各省、自治区、直辖市人民政府，国务院各部委、各直属机构：

人民健康是民族昌盛和国家富强的重要标志，预防是最经济最有效的健康策略。党中央、国务院发布《"健康中国2030"规划纲要》，提出了健康中国建设的目标和任务。党的十九大作出实施健康中国战略的重大决策部署，强调坚持预防为主，倡导健康文明生活方式，预防控制重大疾病。为加快推动从以治病为中心转变为以人民健康为中心，动员全社会落实预防为主方针，实施健康中国行动，提高全民健康水平，现提出以下意见。

一　行动背景

新中国成立后特别是改革开放以来，我国卫生健康事业获得了长足发展，居民主要健康指标总体优于中高收入国家平均水平。随着工业化、城镇化、人口老龄化进程加快，我国居民生产生活方式和疾病谱不断发生变化。心脑血管疾病、癌症、慢性呼吸系统疾病、糖尿病等慢性非传染性疾病导致的死亡人数占总死亡人数的88%，导致的疾病负担占疾病总负担的70%以上。居民健康知识知晓率偏低，吸烟、过量饮酒、缺乏锻炼、不合理膳食等不健康生活方式比较普遍，由此引起的疾病问题日益突出。肝炎、结核病、艾滋病等重大传染病防控形势仍然严峻，精神卫生、职业健康、地方病等方面问题不容忽视。

为坚持预防为主，把预防摆在更加突出的位置，积极有效应对当前突出健康问题，必须关口前移，采取有效干预措施，细化落实《“健康中国2030”规划纲要》对普及健康生活、优化健康服务、建设健康环境等部署，聚焦当前和今后一段时期内影响人民健康的重大疾病和突出问题，实施疾病预防和健康促进的中长期行动，健全全社会落实预防为主的制度体系，持之以恒加以推进，努力使群众不生病、少生病，提高生活质量。

二 总体要求

（一）指导思想

以习近平新时代中国特色社会主义思想为指导，全面贯彻党的十九大和十九届二中、三中全会精神，坚持以人民为中心的发展思想，坚持改革创新，贯彻新时代卫生与健康工作方针，强化政府、社会、个人责任，加快推动卫生健康工作理念、服务方式从以治病为中心转变为以人民健康为中心，建立健全健康教育体系，普及健康知识，引导群众建立正确健康观，加强早期干预，形成有利于健康的生活方式、生态环境和社会环境，延长健康寿命，为全方位全周期保障人民健康、建设健康中国奠定坚实基础。

（二）基本原则

普及知识、提升素养。把提升健康素养作为增进全民健康的前提，根据不同人群特点有针对性地加强健康教育与促进，让健康知识、行为和技能成为全民普遍具备的素质和能力，实现健康素养人人有。

自主自律、健康生活。倡导每个人是自己健康第一责任人的理念，激发居民热爱健康、追求健康的热情，养成符合自身和家庭特点的健康生活方式，合理膳食、科学运动、戒烟限酒、心理平衡，实现健康生活少生病。

早期干预、完善服务。对主要健康问题及影响因素尽早采取有效干预措施，完善防治策略，推动健康服务供给侧结构性改革，提供系统连续的预防、治疗、康复、健康促进一体化服务，加强医疗保障政策与健康服务的衔接，实现早诊早治早康复。

全民参与、共建共享。强化跨部门协作，鼓励和引导单位、社区（村）、家庭和个人行动起来，形成政府积极主导、社会广泛动员、人人尽责尽力的良好局面，实现健康中国行动齐参与。

（三）总体目标

到2022年，健康促进政策体系基本建立，全民健康素养水平稳步提高，健康生活方式加快推广，重大慢性病发病率上升趋势得到遏制，重点传染病、严重精神障碍、地方病、职业病得到有效防控，致残和死亡风险逐步降低，重点人群健康状况显著改善。

到2030年，全民健康素养水平大幅提升，健康生活方式基本普及，居民主要健康影响因素得到有效控制，因重大慢性病导致的过早死亡率明显降低，人均健康预期寿命得到较大提高，居民主要健康指标水平进入高收入国家行列，健康公平基本实现。

三 主要任务

（一）全方位干预健康影响因素

1. 实施健康知识普及行动。维护健康需要掌握健康知识。面向家庭和个人普及预防疾病、早期发现、紧急救援、及时就医、合理用药等维护健康的知识与技能。建立并完善健康科普专家库和资源库，构建健康科普知识发布和传播机制。强化医疗卫生机构和医务人员开展健康促进与教育的激励约束。鼓励各级电台电视台和其他媒体开办优质健康科普节目。到2022年和2030年，全国居民健康素养水平分别不低于22%和30%。

2. 实施合理膳食行动。合理膳食是健康的基础。针对一般人群、特定人群和家庭，聚焦食堂、餐厅等场所，加强营养和膳食指导。鼓励全社会参与减盐、减油、减糖，研究完善盐、油、糖包装标准。修订预包装食品营养标签通则，推进食品营养标准体系建设。实施贫困地区重点人群营养干预。到2022年和2030年，成人肥胖增长率持续减缓，5岁以下儿童生长迟缓率分别低于7%和5%。

3. 实施全民健身行动。生命在于运动，运动需要科学。为不同人群提供针对性的运动健身方案或运动指导服务。努力打造百姓身边健身组织和“15 分钟健身圈”。推进公共体育设施免费或低收费开放。推动形成体医结合的疾病管理和健康服务模式。把高校学生体质健康状况纳入对高校的考核评价。到 2022 年和 2030 年，城乡居民达到《国民体质测定标准》合格以上的人数比例分别不少于 90.86% 和 92.17%，经常参加体育锻炼人数比例达到 37% 及以上和 40% 及以上。

4. 实施控烟行动。吸烟严重危害人民健康。推动个人和家庭充分了解吸烟和二手烟暴露的严重危害。鼓励领导干部、医务人员和教师发挥控烟引领作用。把各级党政机关建设成无烟机关。研究利用税收、价格调节等综合手段，提高控烟成效。完善卷烟包装烟草危害警示内容和形式。到 2022 年和 2030 年，全面无烟法规保护的人口比例分别达到 30% 及以上和 80% 及以上。

5. 实施心理健康促进行动。心理健康是健康的重要组成部分。通过心理健康教育、咨询、治疗、危机干预等方式，引导公众科学缓解压力，正确认识和应对常见精神障碍及心理行为问题。健全社会心理服务网络，加强心理健康人才培养。建立精神卫生综合管理机制，完善精神障碍社区康复服务。到 2022 年和 2030 年，居民心理健康素养水平提升到 20% 和 30%，心理相关疾病发生的上升趋势减缓。

6. 实施健康环境促进行动。良好的环境是健康的保障。向公众、家庭、单位（企业）普及环境与健康相关的防护和应对知识。推进大气、水、土壤污染防治。推进健康城市、健康村镇建设。建立环境与健康的调查、监测和风险评估制度。采取有效措施预防控制环境污染相关疾病、道路交通伤害、消费品质量安全事故等。到 2022 年和 2030 年，居民饮用水水质达标情况明显改善，并持续改善。

（二）维护全生命周期健康

7. 实施妇幼健康促进行动。孕产期和婴幼儿时期是生命的起点。针对婚前、孕前、孕期、儿童等阶段特点，积极引导家庭科学孕育和养育健康新生命，健全出生缺陷防治体系。加强儿童早期发展服务，完善婴幼儿照护服务和残疾儿童康复救助制度。促进生殖健康，推进农村妇女宫颈癌和乳腺癌检查。到2022年和2030年，婴儿死亡率分别控制在7.5‰及以下和5‰及以下，孕产妇死亡率分别下降到18/10万及以下和12/10万及以下。

8. 实施中小学健康促进行动。中小学生处于成长发育的关键阶段。动员家庭、学校和社会共同维护中小学生身心健康。引导学生从小养成健康生活习惯，锻炼健康体魄，预防近视、肥胖等疾病。中小学校按规定开齐开足体育与健康课程。把学生体质健康状况纳入对学校的绩效考核，结合学生年龄特点，以多种方式对学生健康知识进行考试考查，将体育纳入高中学业水平测试。到2022年和2030年，国家学生体质健康标准达标优良率分别达到50%及以上和60%及以上，全国儿童青少年总体近视率力争每年降低0.5个百分点以上，新发近视率明显下降。

9. 实施职业健康保护行动。劳动者依法享有职业健康保护的权利。针对不同职业人群，倡导健康工作方式，落实用人单位主体责任和政府监管责任，预防和控制职业病危害。完善职业病防治法规标准体系。鼓励用人单位开展职工健康管理。加强尘肺病等职业病救治保障。到2022年和2030年，接尘工龄不足5年的劳动者新发尘肺病报告例数占年度报告总例数的比例实现明显下降，并持续下降。

10. 实施老年健康促进行动。老年人健康快乐是社会文明进步的重要标志。面向老年人普及膳食营养、体育锻炼、定期体检、健康管理、心理健康以及合理用药等知识。健全老年健康服务体系，完善居家和社区养老政策，推进医养结合，探索长期护理保险制度，打造老年宜居环境，实现健康老龄化。到2022年和2030年，65至74岁老年人失能发生率有所下降，65岁及以上人群老年期痴呆患病率增速下降。

（三）防控重大疾病

11. 实施心脑血管疾病防治行动。心脑血管疾病是我国居民第一位死亡原因。引导居民学习掌握心肺复苏等自救互救知识技能。对高危人群和患者开展生活方式指导。全面落实35岁以上人群首诊测血压制度，加强高血压、高血糖、血脂异常的规范管理。提高院前急救、静脉溶栓、动脉取栓等应急处置能力。到2022年和2030年，心脑血管疾病死亡率分别下降到209.7/10万及以下和190.7/10万及以下。

12. 实施癌症防治行动。癌症严重影响人民健康。倡导积极预防癌症，推进早筛查、早诊断、早治疗，降低癌症发病率和死亡率，提高患者生存质量。有序扩大癌症筛查范围。推广应用常见癌症诊疗规范。提升中西部地区及基层癌症诊疗能力。加强癌症防治科技攻关。加快临床急需药物审评审批。到2022年和2030年，总体癌症5年生存率分别不低于43.3%和46.6%。

13. 实施慢性呼吸系统疾病防治行动。慢性呼吸系统疾病严重影响患者生活质量。引导重点人群早期发现疾病，控制危险因素，预防疾病发生发展。探索高危人群首诊测量肺功能、40岁及以上人群体检检测肺功能。加强慢阻肺患者健康管理，提高基层医疗卫生机构肺功能检查能力。到2022年和2030年，70岁及以下人群慢性呼吸系统疾病死亡率下降到9/10万及以下和8.1/10万及以下。

14. 实施糖尿病防治行动。我国是糖尿病患病率增长最快的国家之一。提示居民关注血糖水平，引导糖尿病前期人群科学降低发病风险，指导糖尿病患者加强健康管理，延迟或预防糖尿病的发生发展。加强对糖尿病患者和高危人群的健康管理，促进基层糖尿病及并发症筛查标准化和诊疗规范化。到2022年和2030年，糖尿病患者规范管理率分别达到60%及以上和70%及以上。

15. 实施传染病及地方病防控行动。传染病和地方病是重大公共卫生问题。引导居民提高自我防范意识，讲究个人卫生，预防疾病。充分认识疫苗对预防疾病的重要作用。倡导高危人群在流感流行季节前接种流感疫苗。加强艾滋病、病毒性肝炎、结核病等重大传染病防控，努力控制和降低传染病流行水平。强化寄生虫病、饮水型燃煤型氟砷中毒、大骨节病、氟骨症等地方病防治，控制和消除重点地方病。到2022年和2030年，以乡（镇、街道）为单位，适龄儿童免疫规划疫苗接种率保持在90%以上。

四　组织实施

（一）加强组织领导。国家层面成立健康中国行动推进委员会，制定印发《健康中国行动（2019—2030 年）》，细化上述 15 个专项行动的目标、指标、任务和职责分工，统筹指导各地区各相关部门加强协作，研究疾病的综合防治策略，做好监测考核。要根据医学进步和相关技术发展等情况，适时组织修订完善《健康中国行动（2019—2030 年）》内容。各地区要结合实际健全领导推进工作机制，研究制定实施方案，逐项抓好任务落实。各相关部门要按照职责分工，将预防为主、防病在先融入各项政策举措中，研究具体政策措施，推动落实重点任务。

（二）动员各方广泛参与。凝聚全社会力量，形成健康促进的强大合力。鼓励个人和家庭积极参与健康中国行动，落实个人健康责任，养成健康生活方式。各单位特别是各学校、各社区（村）要充分挖掘和利用自身资源，积极开展健康细胞工程建设，创造健康支持性环境。鼓励企业研发生产符合健康需求的产品，增加健康产品供给，国有企业特别是中央企业要作出表率。鼓励社会捐资，依托社会力量依法成立健康中国行动基金会，形成资金来源多元化的保障机制。鼓励金融机构创新健康类产品和服务。卫生健康相关行业学会、协会和群团组织以及其他社会组织要充分发挥作用，指导、组织健康促进和健康科普工作。

（三）健全支撑体系。加强公共卫生体系建设和人才培养，提高疾病防治和应急处置能力。加强财政支持，强化资金统筹，优化资源配置，提高基本公共卫生服务项目、重大公共卫生服务项目资金使用的针对性和有效性。加强科技支撑，开展一批影响健康因素和疑难重症诊疗攻关重大课题研究，国家科技重大专项、重点研发计划要给予支持。完善相关法律法规体系，开展健康政策审查，保障各项任务落实和目标实现。强化信息支撑，推动部门和区域间共享健康相关信息。

（四）注重宣传引导。采取多种形式，强化舆论宣传，及时发布政策解读，回应社会关切。设立健康中国行动专题网站，大力宣传实施健康中国行动、促进全民健康的重大意义、目标任务和重大举措。编制群众喜闻乐见的解读材料和文艺作品，以有效方式引导群众了解和掌握必备健康知识，践行健康生活方式。加强科学引导和典型报道，增强社会的普遍认知，营造良好的社会氛围。

国务院

2019 年 6 月 24 日

附录五 “药食同源”食疗产品临床观察表（问卷）

亳州华仲金叶医药科技有限公司与医院研究推荐
杜仲叶面、杜仲雄花面、杜仲果油汤面、黄芪汤面等
系列“药食同源”食疗产品
临床观察表（问卷）

您的姓名：______________________________

您的联系电话：__________________________

临床观察医疗单位：______________________

亳州华仲金叶医药科技有限公司合作研究课题组
2018 年 3 月制表

临床观察表（问卷）

临床观察医院（医疗单位诊所）：

地址：

电话：

临床观察医生姓名：　　　　　　　　性别：

职务（职称）　　　　　　　　　　　专业：

以下为“药食同源”食疗产品需求者情况

一　您的基本情况

1. 您的姓名、民族

2. 您的性别、职业（填写完整）

○A 男

○B 女

3. 您的出生年月，年龄（岁），身份证号码

4. 您的电话、住址

5. 不适症状已持续多长时间（详细介绍）

自主记录，症状者提供邮箱地址或者微信转入填报问卷资料信息，微信记录后转发给医疗单位人员（或者现场帮助记录，以电子和纸质问卷表同时记录，以电子版形式及时记录并建立信息症状者档案为首选）

6. 本肠胃症状医院确诊日期（精确到年月）

本肠胃症状问卷临床观察时间

7. 身高（cm）

8. 体重（kg）

9. 血压（收缩压/舒张压 mmhg）

10. 舌苔

11. 脉象

二　人体中医症候学反映指标（结合人体对营养食品需求、肠胃症状设计指标）

为了全面客观、公正、评价杜仲雄花面、杜仲果油汤面、杜仲叶

面营养食疗效果，建议在医院医生指导下进行食疗产品临床观察，打击假冒伪劣产品。

以下的所有问卷问题均为患者自己的真实情况反映，是提供医生判断、建议食用营养食疗产品的依据。

本表（问卷）是中国“药食同源”研究集刊的重要合作研究单位的数据分析医院（医疗单位）设立营养科、食疗诊所对需食疗患者的全面检测基础资料，建议医生（问卷者）用电子表登记、微信填报和纸质保存等方式进行存查。

12. 人体胃脘或脘腹胀满表现

○0 分：无

○1 分（轻）：轻微胀满，时作时止，不影响工作及休息

○2 分（中）：胀满明显但可忍受，时有发作，影响工作及休息

○3 分（重）：胀满难忍，持续不止，常需服用理气消导药缓解

13. 人体胃脘疼痛表现

○0 分：无

○1 分（轻）：轻微胃痛，时作时止，不影响工作及休息

○2 分（中）：胃痛可忍，发作频繁，影响工作及休息

○3 分（重）：胃痛难忍，持续不止，常需服用止痛药缓解

14. 人体嗳气反酸表现

○0 分：无

○1 分（轻）：偶有嗳气反酸

○2 分（中）：时有嗳气反酸

○3 分（重）：频频嗳气反酸

15. 人体饮食减少表现

○0 分：无

○1 分（轻）：食量减少 1/4

○2 分（中）：食量减少 1/3

○3 分（重）：食量减少 1/2

16. 人体疲乏无力表现

○0 分：无

○1 分（轻）：肢体倦怠，可坚持轻体力工作

○2 分（中）：四肢乏力，勉强坚持日常活动
○3 分（重）：全身无力，终日不愿活动

17. 人体口干口苦表现
○0 分：无
○1 分（轻）：偶觉口干口苦
○2 分（中）：晨起口干口苦
○3 分（重）：整日觉口干口苦

18. 人体恶心呕吐表现
○1 分（轻）：偶有恶心
○2 分（中）：时有恶心，偶有呕吐
○3 分（重）：频频恶心，有时呕吐

19. 人体胃中不适多种搅动表现
○0 分：没有
○1 分（轻）：偶觉搅乱
○2 分（中）：时有嘈杂
○3 分（重）：频频翻动

20. 人体胸闷表现
○1 分（轻）：轻微胸闷
○2 分（中）：胸闷明显，时有叹息
○3 分（重）：有时候胸闷窒息症状

21. 人体喜忧太息（叹气）表现
○0 分：没有
○1 分（轻）：偶有太息
○2 分（中）：精神刺激则太息发作
○3 分（重）：整日太息

22. 人体身重困倦表现
○0 分：没有
○1 分（轻）：肢体稍感困重
○2 分（中）：四肢困重，不愿活动
○3 分（重）：肢体困倦，沉重难动

23. 人体大便不畅表现

○0 分：没有

○1 分（轻）：大便稍有不畅

○2 分（中）：大便不畅

○3 分（重）：大便明显不畅

24. 人体大便稀溏表现

○0 分：没有

○1 分（轻）：大便不成形

○2 分（中）：每日 2—3 次，便溏

○3 分（重）：每日 4 次以上，便稀溏

25. 人体小便短黄表现

○0 分：没有

○1 分（轻）：小便稍黄

○2 分（中）：小便黄而少

○3 分（重）：小便深黄，尿量明显减少

三 人体消化不良、饮食质量临床观察数据表（如果您有以下 1 个问题或者累积在 3 组问卷中都有问题，建议您在医院医生指导下选择亳州华仲金叶医药集团公司生产系列食疗产品进行食疗 1—2 个疗程并临床观察食疗效果；如果您在 3 组以上问卷存在问题，建议您在医生指导下，家庭配合进行定期、定量、定时杜仲汤面食疗营养，长期肠胃不适的患者一般坚持定期、定量、定时，严格按照医生指导食疗，即可调整舒畅、顺溜、痊愈，恢复健康后需要长年食用者，建议间隔 2—5 天食疗一次即可）

26. 您觉得从事一般的日常活动有困难吗？

○1 完全没有困难

○2 有一点困难

○3 中度的困难

○4 相当多困难

○5 极其多困难

27. 您的消化问题会影响您的日常活动吗？

○1 不会

○2 很少会

○3 有时会

○4 经常会

○5 总是会

28. 您的消化问题对你进行休闲活动（如旅游、书法、养花、逛公园等）有影响吗？

○1 完全没有

○2 有一点困难

○3 中度的

○4 有相当多的不便

○5 极其多的烦恼

29. 您在学习工作中，注意力能够完全集中吗？

○1 不集中

○2 很少集中

○3 有时集中

○5 集中

30 当您从事重体力活动（如跑步、提重物等）时会觉得受限制吗？

○1 完全没有限制

○2 有一点限制

○3 中度的限制

○4 相当多限制

○5 不适用于我

31. 您认为消化问题对您工作或家务的质量有影响吗？

○1 完全没有影响

○2 有一点影响

○3 中度的影响

○4 相当多影响

○5 极其多影响

32. 您平时重视消化问题吗？

○1 完全不重视

○2 有问题时花点时间
○3 问题大了多花时间
○4 消化方面花时间非常多
○5 消化使我非常痛苦、要花去我很多时间

33. 消化问题会使您放弃学习工作吗?
○1 会
○2 很少会
○3 有时会
○4 经常会
○5 一年不间断地中断
○6 没有此类消化问题

34. 您担心您的消化有问题吗?
○1 从不担心消化问题
○2 担心一些
○3 中度的担心
○4 相当担心
○5 极其担心

35. 消化问题会引起肿瘤,您怕吗?
○1 不害怕
○2 有一点害怕
○3 害怕
○4 相当害怕
○5 特别害怕

36. 如果您消化经常出问题,选用哪些药物和食疗方法?
○1 去医院就诊
○2 服用常规药物
○3 调整饮食结构
○4 选用食疗方法
○5 选用杜仲叶面食疗方法,医院推荐
○6 选用杜仲叶面食疗方法,新闻和朋友推荐购买食疗

37. 您的消化疾病会突然产生疼痛、经常性复发吗？

○1 有时候有疼痛

○2 经常性复发

○3 从来没有

○4 不担心有

○5 总是会担心发生

38. 您消化系统问题的轻微加重（如疼痛或肠道不舒适）会使您担心吗？

○1 不会担心

○2 很少会担心

○3 有时会担心

○4 经常会担心

○5 总是会担心

39. 您担心周末或假期的饮食改变会诱发您的消化问题吗？

○1 完全没有必要担心

○2 有一点担心

○3 中度的担心

○4 相当担心

○5 不适用于我

40. 您的胃肠对某些食物比其他人更敏感吗？

○1 完全没有更敏感

○2 有一点敏感

○3 中度的敏感

○4 相当的敏感

○5 极其的敏感

41. 自己消化不适，请朋友吃饭会感到沮丧吗？

○1 从来不会沮丧

○2 有时会沮丧

○3 自己消化不良，买点中餐、杜仲叶面吃了

○4 经常因经费不足沮丧

42. 您会小心自己的饮食吗？

○1 不会很小心

○2 很少会小心

○3 有时会小心

○4 经常会小心

○5 总是会小心

43. 您认识到“药食同源”食疗好处多、会忌口吗？

○1 会注意的，毕竟健康至上，必须忌口

○2 很少会忌口，不影响他人

○3 有时会忌口

○4 选择好的“药食同源”产品

44. 在餐馆或在别人家吃饭有很不舒服的感觉吗？

○1 从来没有不舒服感觉

○2 有一点不舒服

○3 相当不舒服

45. 尽管有消化问题，您还是会很容易入睡吗？

○1 很难入睡

○2 很少会容易入睡

○3 有时会容易入睡

○4 经常会容易入睡

○5 总是会容易入睡

46. 您会因胃肠疼痛或不适而经常夜里醒来吗？

○1 不会疼醒

○2 很少会疼醒

○3 有时会疼醒

○4 经常甚至随时会疼醒

48. 您出差或受邀座谈时，会担心出现胃肠胀气、嗳气、胃中辘辘声和腹泻、放屁等身体不适情况吗？

○1 不担心

○2 有点担心

○3 比较多的担心

○4 很多的担心

49. 平时工作学习中，您有产生胃肠胀气不适情况吗?

○1 没有出现困扰

○2 有时有点困扰

○3 经常性的困扰

○4 很多困扰

○5 非常烦的胃肠胀气

50. 您站座卧时胃中会出现咕噜声吗?

○1 没有出现

○2 有一点儿

○3 会有一会儿时间

○4 相当烦恼，会有一个上午或者下午时间

51. 您平时有胃胀满的情况吗?

○1 没有

○2 有一点

○3 晚上或者饱饭后有

52. 您外出时有排便不通畅的情况吗?

○1 非常通畅

○2 有困难

○3 需要 30 分钟左右解除

○4 相当的困难

○5 非常困难，解排时间 2 个小时左右

○6 害怕出差

○7 害怕吃饭

53. 平时您是否会饭后散步，是否会因为腹胀满而不得不解开扣子、放松皮带散步，还是会躺下睡觉或看电视?

○1 饭后散步

○2 解开扣子、放松皮带散步

○3 躺下睡觉或看电视

○4 经常会有这种情况

54. 您会因胃肠胀满而选择宽松衣服吗？

○1 不会

○2 很少会

○3 有时会

○4 经常会

55. 您对您的肠运动功能满意吗？

○1 不满意

○2 有一点满意

○3 满意

○4 相当满意

○5 极其满意

56. 您对您的消化功能满意吗？

○1 不满意

○2 有一点满意

○3 满意

○4 相当满意

○5 极其满意

57. 我感觉到其他人都比我身体好？

○1 同意

○2 有一点同意

○3 基本同意

○4 很同意

58. 我认为我的健康状况非常好

○1 完全同意

○2 有一点同意

○3 中度的同意

○4 相当同意

○5 极其同意

59. 在与朋友或家人聚餐时，就算会使我的病情加重，我也会吃很多

○1 不会吃很多

○2 偶尔吃一点

○3 不清楚

○4 总是吃很多

60. 即使身体有消化问题，在未来几年里，也不会影响到我既定目标的实现（新的职业生涯、新的家庭生活、退休）

○1 会有影响

○2 偶尔会影响

○3 不清楚

○4 大多同意

○5 完全同意

61. 即使胃肠疼痛，但不会影响我的日常生活、工作、学习，我也很少去关注它乃至看医生

○1 关注它

○2 定期看医生

○3 不清楚

○4 我坚持吃药

○5 我接受了“药食同源”食疗方法，选择了杜仲叶面

62. 即使有消化问题，我也能正常生活

○1 不同意

○2 不同意，需要请假

○3 不清楚

○4 同意

○5 同意，必须看医生

63. 我觉得我对改善自己的消化问题无能为力

○1 完全不同意

○2 大多不同意

○3 不清楚

○4 同意，我不能改善自己的消化问题

64. 自己的消化问题是否已被控制

○1 我的消化问题已经完全被控制

○2 我的消化问题已经大多被控制

○3 不清楚

○4 我的消化问题大多没有被控制

○5 我的消化问题完全没有被控制

65. 当出现消化问题时，我首先吃杜仲汤面食疗/我不知道该怎么做

○1 我知道该怎么做

○2 我知道一些该怎么做

○3 不清楚

○4 我知道一点该怎么做

○5 我不知道该怎么做

66. 我认为任何压力都会引起我的胃肠不适

○1 很少的压力会引起我的胃肠不适

○2 一些压力会引起我的胃肠不适

○3 不清楚

○4 经常有压力会引起我的胃肠不适

○5 任何压力都会引起我的胃肠不适

67. 较重要的烦恼事情、家庭不做饭，会引起我的消化问题

○1 完全不会引起我的消化问题

○2 有一点会引起我的消化问题

○3 不清楚

○4 经常会引起我的消化问题

○5 完全会引起我的消化问题

68. 即使一点点烦恼事都会引起我的消化问题

○1 完全不会引起我的消化问题

○2 有一点会引起我的消化问题

○3 不清楚

○4 经常会引起我的消化问题

○5 完全会引起我的消化问题

四 “药食同源”黄芪、杜仲、人参等系列食疗产品除对于患者具有的营养价值外，其实还存在着与人体情绪的密切关联的食疗关照。本同意设计参考汉密尔顿焦虑量表（HAMA）。意义在于在分析

肠胃症状中关照“焦虑量”情况，有利于患者或者医院医生了解食疗的效果和实践应用。本问卷主要侧重在人体胃肠道症状的食疗调查和临床观察食疗效果，又考虑到全面了解患者情况，因此，有创新性地设计了本问卷

69. 焦虑心境

○没有

○轻度

○中度

○重度

○极重度

70. 紧张

○无

○轻度

○中度

○重度

○极重度

71. 害怕

○无

○轻度

○中度

○重度

○极重度

72. 失眠

○无

○轻度

○中度

○重度

○极重度

73. 记忆力或注意力障碍

○无

○轻度

○中度
○重度
○极重度

74. 人体抑郁心境

○无
○轻度
○中度
○重度
○极重度

75. 人体肌肉系统症状（影响肌肉活动、运动、平衡）

○没有
○轻度
○中度
○重度
○极重度

76. 人体感觉系统症状（影响触觉、听觉、视觉、嗅觉等）

○没有
○轻度
○中度
○重度
○极重度

77. 人体心血管系统症状（有心慌、胸闷、憋气、心脏不适等症状）

○没有
○轻度
○中度
○重度
○极重度

78. 人体呼吸系统症状（有咳嗽、喘、呼吸困难等症状）

○没有
○轻度

○中度

○重度

○极重度

79. 人体胃肠道症状（胃胀疼、消化不良等症状）

○没有

○轻度

○中度

○重度

○极重度

80. 人体生殖泌尿系统症状（尿频、尿急、尿痛及生殖系统疾病）

○没有

○轻度

○中度

○重度

○极重度

81. 人体自主神经症状（可涉及多个系统，如心血管系统、呼吸系统、消化系统、内分泌系统、代谢系统等，患者自觉症状较多。如出现胸闷憋气、胃痛、呕吐、健忘、失眠、视物模糊、周身不适、四肢发麻、汗出异常、痛经、阳萎等，一般按照冠心病、胃炎等治疗，常无效。如果被问卷调查者不愿意回答，医生可其平时营养餐饮情况进行了解来评估）

○没有

○轻度

○中度

○重度

○极重度

82. 人与人会谈时行为表现（与人交流沟通时候的表现是否正常）

○正常

○轻度反映不适

○中度反映不适

○重度反映不正常

○极重度反映很不正常

五 经常性选择杜仲叶面食疗产品对人的精神、情绪有舒缓作用，建议临床观察，结合相关测量，从第83项开始的调查，大部分为需要长期营养食疗者参考，侧重营养食疗效果

参考汉密尔顿抑郁量表（HAMD），0—4分逐渐加重（建议医生进行，本临床观察参考经验，但以临床观察真实数据、表述为准记录，参考食疗的反映情况）

83. 抑郁情绪

○0分（没有）：没有出现

○1分（轻度）：问到时说有过

○2分（中度）：在交谈中自发地表达状态

○3分（重度）：从表情、姿势中反映出来

○4分（极重度）：病人的自发语言和非自发语言（表情、动作），几乎完全表现为这种情绪

84. 常常有罪感

○0分（没有）：没有出现

○1分（轻度）：时常责备自己，感到自己已连累了他人

○2分（中度）：认为自己犯了罪，经常思考以往的过失和错误

○3分（重度）：患有疾病，是对自己错误的惩罚，或有罪恶妄想

○4分（极重度）：罪恶妄想、时常伴有指责或威胁性幻觉，

85. 自杀情况

○0分（没有）：没有出现

○1分（轻度）：觉得活着没有意义

○2分（中度）：感觉自己已经死去，或常想到与死有关的事

○3分（重度）：消极观念、胡思乱想、不冷静（自杀念头）

86. 入睡比较困难

○0分（没有）：没有出现

○1分（轻度）：有时有入睡困难，即上床后半小时仍不能入睡

○2 分（中度）：每晚均有入睡困难，晚上 12 点前很难睡眠。

87. 睡眠不深（工作、加班、旅途、锻炼、夫妻吵架）

○0 分（没有）：没有出现

○1 分（轻度）：睡眠浅，噩梦多、时醒时睡

○2 分（中度）：半夜（晚上 12 点以前）曾醒来（不包括上厕所）

88. 早醒不早起（夫妻吵架因素）

○0 分（没有）：未出现

○1 分（轻度）：有早醒，比平时早醒 1 小时，但能重新入睡

○2 分（中度）：早醒后无法重新入睡

89. 工作和兴趣减退（夫妻长年不做饭、喜欢外卖饮食）

○0 分（没有）：没有出现

○1 分（轻度）：与人聊天会有兴趣减退的情况表现

○2 分（中度）：自发地直接或间接表达对活动、工作或学习失去兴趣，如感到没精打采，犹豫不决，不能坚持或需强迫自己去工作或活动，经常变换

○3 分（重度）：病室劳动或娱乐不能满 3 小时

○4 分（极重度）：因疾病而停止工作，住院患者不参加任何活动或者没有他人帮助便不能完成病室日常事务

90. 迟缓精神状态（营养问题、家庭环境）

○0 分（没有）：没有出现

○1 分（轻度）：检查中发现轻度精神迟缓

○2 分（中度）：检查中发现明显精神迟缓

○3 分（重度）：检查进行困难，精神无主

○4 分（极重度）：精神无特征，完全不能回答问题（木僵状态）

91. 惊恐自虐状态（心神不定）

○0 分（没有）：没有出现

○1 分（轻度）：检查时表现得有些心神不定、眼睛乱看

○2 分（中度）：心神不定或小动作明显

○3 分（重度）：不能静坐，检查中曾站立、后退

○4 分（极重）：搓手，咬手指，扯头发，咬嘴唇、抖动等

92. 精神性焦虑（抽烟、酗酒、喜欢说脏话、随地吐痰）

○0 分（没有）：没有出现

○1 分（轻度）：问时诉述有焦虑情况

○2 分（中度）：自发地表达形式

○3 分（重度）：表情和言谈流露明显的忧虑状态

○4 分（极重）：有明显惊恐状态

93. 躯体性焦虑状态（由于躯体疾病而引发的精神焦虑症状，平时纠结，喜欢工作，又无创新，压力导致）

○0 分（没有）：没有出现

○1 分（轻度）：轻度表现

○2 分（中度）：中度情况，上述症状表现基本明确

○3 分（重度），重度，上述症状严重，影响生活，必须进行处理

○4 分（极其重度）：严重影响人的生活和活动

94. 胃肠道不适症状

○0 分（没有）：没有出现

○1 分（轻度）：食欲减退，不需他人提醒便自行进食

○2 分（中度）：进食需他人催促、请求或需要应用泻药、助消化药

95. 全身不适症状

○0 分（没有）：没有出现

○1 分（轻度）：四肢、背部或颈部沉重感，背痛，头痛，肌肉疼痛，全身乏力或疲倦，眩晕

○2 分（中度）：上述症状非常明显

96. 性症状

○0 分（没有）：没有出现

○1 分（轻度）：轻度反映

○2 分（重度）：重度反映

97. 疑病（对自身健康、疾病状况产生怀疑，反复考虑）

○0 分（没有）：没有出现

○1 分（轻度）：对自己的身体过分关心

○2 分（中度）：反复考虑健康问题

○3 分（重度）：有患有疾病等疑病妄想

○4 分（极重度状态）：出现了幻觉，妄想得了大病

98. 体重减轻（自己减肥、突然不明原因减肥）

○0 分（没有）：没有出现

○1 分（轻度）：2 周内体重减轻 1 公斤以上

○2 分（中度）：2 周内体重减轻 2 公斤以上

99. 自知力（对自己疾病的认识）

○0 分（没有）：感觉自己有病，表现为忧郁型

○1 分（轻度）：知道自己有病了，思想上归于工作忙、劳累、饮食营养不够、环境脏乱差、病毒感染或需要休息等

○2 分（中度）：完全不承认有病

100. 日夜变化（突然无法解释情况）

○0 分（无）：没有出现

○1 分（轻）：有轻度变化

○2 分（重）：重度性变化

101. 人格解体或现实解体（妄想症）

○0 分（没有）：没有出现

○1 分（轻度）：问时有表达

○2 分（中度）：不自主的表达

○3 分（重度）：有妄想症

○4 分（有限度的重度）：伴幻觉的虚无妄想

102. 偏执（固执、妄想、猜疑）症状

○0 分（没有）：从来没有出现

○1 分（轻度）：半年中有一次猜疑

○2 分（中度）：时常间断性地有猜疑和妄想

○3 分（重度）：有时候出现妄想或被害妄想

○4 分（有限度的重度）：伴有强烈的幻觉，有妄想或被害妄想。

临床观察食疗产品名称：____________________

临床观察表（问卷）主任（医生）签字：

○1 医生建议患者按照 7 天、17 天疗程食疗方法食用本观察食疗

产品。

○2 医生建议患者每月食用 1—3 次食疗产品，以杜仲雄花面为例，每次不超过 3 两。

○3 医生建议患者采用药物与食疗产品配合食疗。

○4 医生的其他营养食疗建议。

临床观察表（问卷）医院：

（或者医疗单位全称）盖章

________年________月开展临床观察

________年________月________日完成第________批次临床观察。